Antiinflammatorisk Mat 2023

En Kokbok med Nyttiga Och Smakfulla Recept

Sofia Lindberg

INNEHÅLL

Portioner av äggfylld sötpotatis: 1 16

Ingredienser: 16

Vägbeskrivning: 16

Portioner av havre över natten utan tillagning: 1 18

Ingredienser: 18

Vägbeskrivning: 18

Krämig sötpotatisskål Portioner: 2 20

Ingredienser: 20

Vägbeskrivning: 20

Portioner gurkmejachoklad: 2 22

Ingredienser: 22

Vägbeskrivning: 22

Portioner av snabba och kryddiga energiägg: 1 23

Ingredienser: 23

Vägbeskrivning: 23

Portioner av cheddar- och gräslökssuffléer: 8 25

Ingredienser: 25

Vägbeskrivning: 26

Bovetepannkakor med vaniljmandelmjölk Portioner: 1 27

Ingredienser: 27

Vägbeskrivning: 27

Portioner av spenat och feta äggkoppar: 3 29

Ingredienser: 29

Vägbeskrivning: 29

Portioner av Frittata till frukost: 2 31
Ingredienser: 31
Vägbeskrivning: 31
Kyckling Quinoa Burrito skål Portioner: 6 32
Ingredienser: 32
Vägbeskrivning: 33
Avo Toast med äggportioner: 3 34
Ingredienser: 34
Vägbeskrivning: 34
Portioner av havre med mandel: 2 35
Ingredienser: 35
Vägbeskrivning: 35
Portioner av choco-nana pannkakor: 2 36
Ingredienser: 36
Vägbeskrivning: 36
Portioner av sötpotatishavre: 6 38
Ingredienser: 38
Vägbeskrivning: 39
Portioner av lätta hash browns: 3 41
Ingredienser: 41
Vägbeskrivning: 41
Svamp- och sparrisfrittataportioner: 1 43
Ingredienser: 43
Vägbeskrivning: 43
Slow Cooker French Toast Gryta Portioner: 9 45
Ingredienser: 45
Vägbeskrivning: 46

Portioner av kalkon med timjan och salvia: 4 47

Ingredienser: 47

Vägbeskrivning: 47

Körsbärsspenat Smoothie Portioner: 1 49

Ingredienser: 49

Vägbeskrivning: 49

Portioner frukostpotatis: 2 51

Ingredienser: 51

Vägbeskrivning: 51

Banan Instant Havregrynsportioner: 1 52

Ingredienser: 52

Vägbeskrivning: 52

Portioner av mandelsmör Banansmoothie: 1 53

Ingredienser: 53

Vägbeskrivning: 53

No-Bake Choklad Chia Energy Bar Portioner: 14 54

Ingredienser: 54

Vägbeskrivning: 54

Frukostskål med fruktig linfrö: 1 56

Ingredienser: 56

Vägbeskrivning: 57

Slow Cooker Frukost Havregrynsgröt Portioner: 8 58

Ingredienser: 58

Vägbeskrivning: 58

Portioner Pumpernickel-bröd: 12 60

Ingredienser: 60

Vägbeskrivning: 61

Hallon Kokos Chia Pudding Portioner: 4 63

Ingredienser: 63

Vägbeskrivning: 63

Serveringar av helgens frukostsallad: 4 64

Ingredienser: 64

Vägbeskrivning: 64

Läckert vegetariskt ostliknande ris med broccoli och blomkål 66

Ingredienser: 66

Vägbeskrivning: 66

Portioner av medelhavsrostat bröd: 2 68

Ingredienser: 68

Vägbeskrivning: 68

Sötpotatisfrukostsalladsportioner: 2 70

Ingredienser: 70

Vägbeskrivning: 70

Fake Breakfast Hash Brown Cups Portioner: 8 71

Ingredienser: 71

Vägbeskrivning: 71

Portioner av spenat och svampomelett: 2 73

Ingredienser: 73

Vägbeskrivning: 73

Salladswraps med kyckling och grönsaker Portioner: 2 76

Ingredienser: 76

Vägbeskrivning: 77

Krämig kanel bananskål Portioner: 1 79

Ingredienser: 79

Bra flingor med tranbär och kanel Portioner: 2 80

Ingredienser: 80

Vägbeskrivning: 80

Frukostomelettportioner: 2 82

Ingredienser: 82

Vägbeskrivning: 83

Fullkornssmörgåsbröd portioner: 12 84

Ingredienser: 84

Vägbeskrivning: 84

Pulled Chicken Gyros 87

Ingredienser: 87

Vägbeskrivning: 88

Portioner sötpotatissoppa: 6 89

Ingredienser: 89

Vägbeskrivning: 89

Quinoa burrito skålar: 91

Vägbeskrivning: 92

Mandelbroccoliniportioner: 6 94

Ingredienser: 94

Vägbeskrivning: 94

Quinoa maträtt: 96

Vägbeskrivning: 96

Rent ätande äggsalladsportioner: 2 98

Ingredienser: 98

Vägbeskrivning: 98

Vita bönor chili portioner: 4 99

Ingredienser: 99

Vägbeskrivning: 100

Portioner av tonfisk med citron: 4 101

Ingredienser: 101

Vägbeskrivning: 101

Tilapia med sparris och ekollon squash Portioner: 4 103

Ingredienser: 103

Vägbeskrivning: 103

Ugnsbakad kyckling garnera med oliver, tomater och basilika 105

Ingredienser: 105

Vägbeskrivning: 105

Ratatouilleportioner: 8 107

Ingredienser: 107

Vägbeskrivning: 107

Kycklingköttbullssoppa Portioner: 4 109

Ingredienser: 109

Vägbeskrivning: 110

Orange coleslaw med citrusvinägrett 111

Ingredienser: 111

Vägbeskrivning: 112

Portioner av tempeh och rotfrukter: 4 113

Ingredienser: 113

Vägbeskrivning: 113

Portioner grön soppa: 2 115

Ingredienser: 115

Vägbeskrivning: 116

Pepperoni Pizza Bröd Ingredienser: 117

Vägbeskrivning: 118

Kryddig broccoli, blomkål och tofu med rödlök 119

Ingredienser: 119

Vägbeskrivning: 119

Portioner av bönor och lax i pannan: 4 121

Ingredienser: 121

Vägbeskrivning: 122

Portioner morotssoppa: 4 123

Ingredienser: 123

Vägbeskrivning: 124

Hälsosam pastasalladsportioner: 6 125

Ingredienser: 125

Vägbeskrivning: 125

Kikärtscurryportioner: 4 till 6 127

Ingredienser: 127

Vägbeskrivning: 128

Ingredienser för malet kött Stroganoff: 129

Vägbeskrivning: 129

Portioner av revbensspjäll i sås: 4 131

Ingredienser: 131

Vägbeskrivning: 132

Portioner av glutenfri kyckling nudelsoppa: 4 133

Ingredienser: 133

Linscurryportioner: 4 135

Ingredienser: 135

Vägbeskrivning: 136

Wokade portioner av kyckling och snöärter: 4 138

Ingredienser: 138

Vägbeskrivning: 139

Saftig broccolini med ansjovis och mandel Portioner: 6 140

Ingredienser: 140

Vägbeskrivning: 140

Portioner av shiitake och spenatbiffar: 8 142

Ingredienser: 142

Vägbeskrivning: 142

Broccoli blomkålssallad Portioner: 6 144

Ingredienser: 144

Vägbeskrivning: 145

Kycklingsallad med kinesisk twist 146

Portioner: 3 146

Ingredienser: 146

Vägbeskrivning: 147

Portioner av paprika fyllda med amaranth och quinoa: 4 149

Ingredienser: 149

Oststekt knaprig fiskfilé Portioner: 4 151

Ingredienser: 151

Vägbeskrivning: 151

Proteinbönor & gröna fyllda skal 153

Ingredienser: 153

Asiatisk nudelsallad: 156

Vägbeskrivning: 156

Portioner av lax och gröna bönor: 4 158

Ingredienser: 158

Vägbeskrivning: 158

Ingredienser för ostfylld kyckling 160

Vägbeskrivning: 161

Ruccola med Gorgonzola Vinaigrette Portioner: 4 162

Ingredienser: 162

Vägbeskrivning: 162

Portioner kålsoppa: 6 164

Ingredienser: 164

Portioner av blomkålsris: 4 165

Ingredienser: 165

Vägbeskrivning: 165

Portioner av feta frittata och spenat: 4 166

Ingredienser: 166

Vägbeskrivning: 166

Elddig kycklingkruka Klistermärke Ingredienser 168

Vägbeskrivning: 169

Vitlöksräkor med smulad blomkål: 2 170

Ingredienser: 170

Vägbeskrivning: 170

Portioner av broccolitonfisk: 1 172

Ingredienser: 172

Vägbeskrivning: 172

Butternut Squash och Räksoppa Portioner: 4 173

Ingredienser: 173

Vägbeskrivning: 174

Portioner av läckra bakade kalkonbollar: 6 175

Ingredienser: 175

Vägbeskrivning: 175

Portioner av lätt musselchowder: 4 177

Ingredienser: 177

Vägbeskrivning: 178

Portioner av ris och kyckling i en gryta: 4 179

Ingredienser: 179

Vägbeskrivning: 180

Sauterade räkor Jambalaya Portioner: 4 182

Ingredienser: 182

Kyckling Chili Portioner: 6 184

Ingredienser: 184

Vägbeskrivning: 185

Portioner vitlöks- och linssoppa: 4 186

Ingredienser: 186

Zucchini Zucchini och kyckling i en klassisk Santa Fe wokning 188

Ingredienser: 188

Vägbeskrivning: 189

Tilapia Tacos med en superb Sesam Ginger Slaw 190

Ingredienser: 190

Vägbeskrivning: 190

Portioner av linscurrygryta: 4 192

Ingredienser: 192

Vägbeskrivning: 192

Grönkålscaesarsallad med grillad kycklingwrap: 2 194

Ingredienser: 194

Vägbeskrivning: 195

Portioner av spenatbönsallad: 1 196

Ingredienser: 196

Vägbeskrivning: 196

Valnöt och rosmarin crusted lax Portioner: 6 197

Ingredienser: 197

Vägbeskrivning: 198

Bakad sötpotatis med röd tahinisås Portioner: 4 199

Ingredienser: 199

Vägbeskrivning: 200

Portioner av italiensk sommarsquashsoppa: 4 201

Ingredienser: 201

Vägbeskrivning: 202

Portioner av saffran och laxsoppa: 4 203

Ingredienser: 203

Thaismakad sötsur räkor och svampsoppa 205

Ingredienser: 205

Vägbeskrivning: 206

Ingredienser för soltorkad tomat Orzo: 208

Vägbeskrivning: 208

Portioner av svamp- och rödbetssoppa: 4 210

Ingredienser: 210

Vägbeskrivning: 210

Kyckling Parmesan Köttbullar Ingredienser: 212

Vägbeskrivning: 212

Alla Parmigiana Köttbullar Ingredienser: 214

Vägbeskrivning: 215

Tallrik med kalkonbröst med gyllene grönsaker 217

Ingredienser: 217

Vägbeskrivning: 217

Grön curry med kokos och kokt ris Portioner: 8 219

Ingredienser: 219

Vägbeskrivning:.. 219

Portioner av äggfylld sötpotatis: 1

Tillagningstid: 25 minuter

Ingredienser:

Sötpotatis, kokt – 1

Ägg, stora – 2

Cheddarost, riven - 2 msk

Grön lök, skivad - 1

Extra virgin olivolja - 0,5 msk

Knappsvamp, tärnad – 2

Havssalt - 0,25 tsk

Vägbeskrivning:

1. Värm ugnen till 350 grader Fahrenheit och förbered en liten bakplåt eller form för potatisen.

2. Skär den kokta sötpotatisen på mitten och lägg dem på plåten. Använd en sked och ta försiktigt bort potatisens apelsinkött från skalet, var noga med att lämna skalet intakt utan att bryta det.

Överför potatisköttet till en liten skål. Använd en gaffel för att mosa sötpotatisköttet i skålen.

3. Till sötpotatisen i skålen, tillsätt cheddarost, salladslök, olivolja och svamp. Rör om blandningen och lägg sedan tillbaka den i sötpotatisskalet på bakplåten.

4. Använd din sked för att skapa en grop eller grop i mitten av varje potatishalva, knäck sedan ett ägg i varje grop. Strö ditt havssalt över sötpotatisen och ägget.

5. Placera bakplåten med potatisen i ugnen och grädda tills ägget är inställt på dina önskemål och potatisen är varm, cirka femton till tjugo minuter. Ta ut plåten ur ugnen och njut av dem fräscha och varma.

Portioner av havre över natten utan tillagning: 1

Ingredienser:

1 ½ tsk. lättmjölk

5 bitar hela mandlar

1 C. chiafrön

2 msk. havre

1 C. Solrosfrön

1 msk. Russin

Vägbeskrivning:

1. Kombinera alla ingredienser i en burk eller flaska med lock.

2. Kyl över natten.

3. Njut till frukost. Förvaras i kylen i upp till 3 dagar.

Näringsdeklaration:Kalorier: 271, Fett: 9,8 g, Kolhydrater: 35,4 g, Protein: 16,7 g, sockerarter: 9 g, natrium: 97 mg

Krämig sötpotatisskål Portioner: 2

Tillagningstid: 7 minuter

Ingredienser:

Sötpotatis, bakad – 2

Mandelmjölk, osötad - 0,5 koppar

Mald kanel - 0,25 tsk

Vaniljextrakt - 0,5 tsk

Malda linfrön - 1 msk

Dadelpasta - 1 msk

Mandelsmör - 2 msk

Blåbär - 0,5 kopp

Vägbeskrivning:

1. Du vill ha din rostade sötpotatis varma, så om den redan har rostats och kylts, värm upp den bakade sötpotatisen i mikrovågsugnen eller ugnen innan du förbereder dina skålar.

2. Ta bort sötpotatisskalet och lägg potatisköttet i en mixer med alla övriga ingredienser i sötpotatisbunken, förutom blåbären. Mixa tills det är slätt och krämigt, cirka trettio sekunder, överför sedan innehållet till en stor skål. Garnera skålen med blåbären och eventuellt lite extra mandelmjölk. Du kan till och med lägga till granola, nötter eller frön, om du vill ha en crunch.

Portioner gurkmejachoklad: 2

Tillagningstid: 5 minuter

Ingredienser:

1 dl kokosmjölk, osötad

2 tsk kokosolja, smält

1½ msk kakaopulver

1 tsk mald gurkmeja

En nypa svartpeppar

En nypa cayennepeppar

2 tsk rå honung

Vägbeskrivning:

1. Lägg mjölken i en kastrull, värm den på medelvärme, tillsätt olja, kakaopulver, gurkmeja, svartpeppar, cayennepeppar och honung. Vispa väl, koka i 5 minuter, häll upp i en mugg och servera.

2. Njut!

Näringsdeklaration:kalorier 281, fett 12, fiber 4, kolhydrater 12, protein 7

Portioner av snabba och kryddiga energiägg: 1

Tillagningstid: 3 minuter

Ingredienser:

1 matsked mjölk

1 tsk smält smör

2 ägg

En nypa örter och kryddor: torkad dill, torkad oregano, torkad persilja, torkad timjan och vitlökspulver

Vägbeskrivning:

1. Värm ugnen till 325°F. Klä under tiden botten av en bakplåt med mjölk och smör.

2. Knäck äggen försiktigt på lagret av mjölk och smör. Strö äggen med torkade örter och vitlökspulver.

3. Sätt in plåten i ugnen. Grädda i 3 minuter eller tills äggen stelnat.

<u>Näringsdeklaration:</u>Kalorier 177 Fett: 5,9 g Protein: 8,8 g Natrium: 157 mg Totalt kolhydrater: 22,8 g Kostfiber: 0,7 g

Portioner av cheddar- och gräslökssuffléer: 8

Tillagningstid: 25 minuter

Ingredienser:

½ kopp mandelmjöl

¼ kopp hackad gräslök

1 tesked salt

½ tesked xantangummi

1 tsk mald senap

tsk cayennepeppar

½ tesked knäckt svartpeppar

¾ kopp tjock grädde

2 dl riven cheddarost

½ kopp bakpulver

6 ekologiska ägg, separerade

Vägbeskrivning:

1. Slå på ugnen, ställ sedan in temperaturen på 350°F och låt den förvärmas.

2. Ta en medelstor skål, tillsätt mjölet, tillsätt resten av ingredienserna förutom bakpulvret och äggen och vispa tills det blandas.

3. Separera äggulorna och äggvitan i två skålar, tillsätt äggulorna i mjölblandningen och vispa tills det är blandat.

4. Tillsätt bakpulver till äggvitan och vispa med en elektrisk mixer tills det bildas styva toppar, vänd sedan äggvitan i mjölblandningen tills den är väl blandad.

5. Fördela smeten jämnt mellan åtta ramekins och grädda sedan i 25 minuter tills den är genomstekt.

6. Servera omedelbart eller förvara kylt tills den ska ätas.

Näringsdeklaration:Kalorier 288, totalt fett 21 g, totalt kolhydrater 3 g, protein 14 g

Bovetepannkakor med vaniljmandelmjölk Portioner: 1

Ingredienser:

½ tsk. osötad vaniljmandelmjölk

2-4 paket naturligt sötningsmedel

1/8 tsk salt

½ kopp bovetemjöl

½ tsk. dubbel effekt bakpulver

Vägbeskrivning:

1. Förbered en stekpanna med non-stick och spraya den med matlagningsspray, ställ över medelvärme.

2. Vispa ihop bovetemjöl, salt, bakpulver och stevia i en liten skål och rör sedan ner mandelmjölken.

3. På pannan, häll en stor sked smet, koka tills bubblorna inte längre syns på ytan och hela ytan ser torr ut och (2-4 minuter). Vänd och koka i ytterligare 2 till 4 minuter. Upprepa med all resterande deg.

Näringsdeklaration:Kalorier: 240, Fett: 4,5 g, Kolhydrater: 2 g, Protein: 11 g, Sockerarter: 17 g, Natrium: 67 mg

Portioner av spenat och feta äggkoppar: 3

Tillagningstid: 25 minuter

Ingredienser:

Ägg, stora – 6 st

Svartpeppar, mald - 0,125 tsk

Lökpulver - 0,25 tsk

Vitlökspulver - 0,25 tsk

Fetaost - 0,33 koppar

Babyspenat - 1,5 koppar

Havssalt - 0,25 tsk

Vägbeskrivning:

1. Värm ugnen till 350 grader Fahrenheit, placera gallret i mitten av ugnen och smörj en muffinsform.

2. Fördela din babyspenat och fetaost i botten av de tolv muffinskopparna.

3. Vispa ihop ägg, havssalt, vitlökspulver, lökpulver och svartpeppar i en skål tills äggvitan är helt bruten till en gula. Häll ägg över spenat och ost i muffinsformar, fyll kopparna till tre fjärdedelar. Sätt pannan i ugnen tills äggen är helt genomstekta, cirka arton till tjugo minuter.

4. Ta ut spenat- och fetaäggkopparna från ugnen och servera varma eller låt äggen svalna helt till rumstemperatur innan de ställs i kylen.

Portioner av Frittata till frukost: 2

Tillagningstid: 20 minuter

Ingredienser:

1 lök, hackad

2 msk röd paprika, hackad

¼ lb frukost kalkonkorv, kokt och smulad 3 ägg, vispad

Nypa cayennepeppar

Vägbeskrivning:

1. Blanda alla ingredienser i en skål.

2. Häll upp i en liten ugnsform.

3. Lägg bakformen i air fryer-korgen.

4. Koka i luftfriteraren i 20 minuter.

Kyckling Quinoa Burrito skål Portioner: 6

Tillagningstid: 5 timmar

Ingredienser:

1 lb kycklinglår (skinnfria, benfria)

1 dl kycklingbuljong

1 burk ha tärnade tomater (14,5 oz)

1 lök (hackad)

3 vitlöksklyftor (hackad)

2 tsk chilipulver

½ tesked koriander

½ tsk vitlökspulver

1 paprika (finhackad)

15 oz pintobönor (avrunna)

1 ½ dl cheddarost (riven)

Vägbeskrivning:

1. Kombinera kyckling, tomater, buljong, lök, vitlök, chilipulver, vitlökspulver, koriander och salt. Sätt spisen på låg värme.

2. Ta bort kycklingen och strimla den i bitar med en gaffel och kniv.

3. Lägg tillbaka kycklingen i långsam kokare och tillsätt quinoa och pintobönor.

4. Sätt på låg spis i 2 timmar.

5. Lägg osten ovanpå och fortsätt koka, rör försiktigt, tills osten smält.

6. Servera.

Näringsdeklaration:Kalorier 144 mg Totalt fett: 39 g Kolhydrater: 68 g Protein: 59 g Socker: 8 g Fiber 17 g Natrium: 756 mg Kolesterol: 144 mg

Avo Toast med äggportioner: 3

Tillagningstid: 0 minuter

Ingredienser:

1½ tsk ghee

1 skiva bröd, glutenfritt och rostat

½ avokado, tunt skivad

En näve spenat

1 äggröra eller pocherat

En nypa röd paprikaflingor

Vägbeskrivning:

1. Bred ut ghee på rostat bröd. Garnera med avokadoskivorna och spenatbladen. Lägg ett äggröra eller pocherat ägg ovanpå. Avsluta fyllningen med en nypa rödpepparflingor.

Näringsdeklaration:Kalorier 540 Fett: 18 g Protein: 27 g Natrium: 25 mg Totalt kolhydrater: 73,5 g Kostfiber: 6 g

Portioner av havre med mandel: 2

Tillagningstid: 0 minuter

Ingredienser:

1 kopp gammaldags havregryn

½ kopp kokosmjölk

1 matsked lönnsirap

¼ kopp blåbär

3 msk hackad mandel

Vägbeskrivning:

1. Blanda havregryn med kokosmjölk, lönnsirap och mandel i en skål. Täck över och låt stå över natten. Servera nästa dag.

2. Njut!

<u>Näringsdeklaration:</u>kalorier 255, fett 9, fibrer 6, kolhydrater 39, protein 7

Portioner av choco-nana pannkakor: 2

Tillagningstid: 6 minuter

Ingredienser:

2 stora bananer, skalade och mosade

2 stora ägg, betesuppfödda

3 matskedar kakaopulver

2 msk mandelsmör

1 tsk rent vaniljextrakt

1/8 tsk salt

Kokosolja för smörjning

Vägbeskrivning:

1. Värm en stekpanna på medel-låg värme och smörj stekpannan med kokosolja.

2. Lägg alla ingredienser i en matberedare och mixa till en slät smet.

3. Häll en smet (cirka ¼ kopp) över pannan och forma en pannkaka.

4. Koka 3 minuter på varje sida.

Näringsdeklaration:Kalorier 303Totalt fett 17g Mättat fett 4gTotalt kolhydrater 36gNettokolhydrater 29gProtein 5gSocker: 15gFiber: 5gNatrium: 108mgKalium 549mg

Portioner av sötpotatishavre: 6

Tillagningstid: 35 minuter

Ingredienser:

Sötpotatis, kokt, mosad – 1 kopp

Mandelmjölk, osötad - 0,75 koppar

ägg - 1

Dadelpasta - 1,5 msk

Vaniljextrakt - 1,5 teskedar

Bakpulver - 1 tsk

Mald kanel - 1 tsk

Malen kryddnejlika - 0,25 tsk

Muskotnöt, mald - 0,5 tsk

Mald ingefära - 0,5 tsk

Malde linfrön - 2 msk

Proteinpulver - 1 portion

Kokosmjöl - 0,25 koppar

Havregryn - 1 kopp

Torkad kokos, osötad – 0,25 koppar

Pekannötter, hackade - 0,25 koppar

Vägbeskrivning:

1. Värm ugnen till 375 grader Fahrenheit och fodra en åtta gånger åtta tums fyrkantig ugnsform med bakplåtspapper. Du vill lämna bakplåtspapper på sidorna av formen för att lyfta ut det efter att stängerna är gräddade.

2. Tillsätt alla ingredienserna till havre- och sötpotatisbarerna i din mixer, förutom den torkade kokosnöten och de hackade pekannötterna.

Låt blandningen pulsera i några ögonblick tills blandningen är slät, stoppa sedan mixern. Du kan behöva skrapa sidorna av mixern och sedan blanda igen.

3. Häll kokos och pekannötter i smeten och blanda ihop dem med en spatel. Blanda inte blandningen igen, för du vill inte att dessa bitar ska blandas ihop. Häll havregryn och sötpotatisblandningen i din förberedda panna och sprid ut den.

4. Placera din Sweet Potato Oat Bar-form i mitten av ugnen och låt den koka tills barerna är färdiga, ungefär tjugotvå

på tjugofem minuter. Ta ut formen från ugnen. Lägg ett galler bredvid ugnsformen, väck sedan försiktigt liv i kökspappret genom överhänget och lyft försiktigt av det från formen och över på gallret för att svalna. Låt havre- och sötpotatisstänger svalna helt innan du skär upp dem.

Portioner av lätta hash browns: 3

Tillagningstid: 35 minuter

Ingredienser:

strimlad hash browns, fryst – 1 pund

Ägg - 2

Havssalt - 0,5 tsk

Vitlökspulver - 0,5 tsk

Lökpulver - 0,5 tsk

Svartpeppar, mald - 0,125 tsk

Extra virgin olivolja - 1 msk

Vägbeskrivning:

1. Börja med att värma upp din våffelbryggare.

2. I en köksskål, vispa ihop äggen för att bryta upp dem, tillsätt sedan resterande ingredienser. Vik ihop dem alla tills potatisen är jämnt täckt med ägg och kryddor.

3. Smörj ditt våffeljärn och fördela en tredjedel av hash brown-blandningen på det. Stäng den och koka potatisen inuti tills den är gyllenbrun, cirka tolv till femton minuter. Väl nere i botten, ta försiktigt bort hash browns med en gaffel och fortsätt sedan att tillaga ytterligare en tredjedel av blandningen och sedan den sista tredjedelen.

4. Du kan förvara de kokta hash browns i kylen och sedan värma dem i våffeljärnet eller i ugnen för att göra dem krispiga igen senare.

Svamp- och sparrisfrittata portioner: 1

Tillagningstid:

Ingredienser:

Ägg - 2

Sparristips – 5

Vatten - 1 msk

Extra virgin olivolja - 1 msk

Knappsvamp, skivad - 3 st

Havssalt - nypa

Grön lök, hackad - 1

Getost, halvmjuk – 2 msk

Vägbeskrivning:

1. Värm ugnen i stekläge medan du förbereder din frittata. Förbered dina grönsaker, släng den hårda änden av sparrisspetsarna och skär sedan spetsarna i lagom stora bitar.

2. Smörj en sju till åtta tums ugnssäker stekpanna och ställ över medelvärme. Tillsätt svampen och låt dem fräsa i två minuter innan du tillsätter sparrisen och kokar i ytterligare två minuter. När du är klar, fördela grönsakerna jämnt i botten av pannan.

3. Vispa ihop ägg, vatten och havssalt i ett litet kök och häll sedan över de sauterade grönsakerna. Strö hackad salladslök och smulad getost ovanpå frittatan.

4. Låt pannan fortsätta tillagas på spisen på detta ostört sätt tills äggröran i frittatan börjar stelna runt kanterna och kommer bort från pannans sidor. Lyft försiktigt upp pannan och vänd den i mjuka cirkulära rörelser så att ägget kokar jämnt.

5. För över din frittata till ugnen, tillaga under kokkärlet tills ägget är helt stelnat, ytterligare två till tre minuter. Håll ett öga på ägget till din frittata, så att det inte kokar för mycket. Så fort den är klar, ta ut den ur ugnen, överför frittatan till en tallrik och njut av den rykande het.

Slow Cooker French Toast Gryta Portioner: 9

Tillagningstid: 4 timmar

Ingredienser:

2 ägg

2 äggvitor

1 ½ mandelmjölk eller 1% mjölk

2 matskedar rå honung

1/2 tsk kanel

1 tsk vaniljextrakt

9 skivor bröd

För fyllning:

3 koppar äpplen (tärnade)

2 matskedar rå honung

1 msk citronsaft

1/2 tsk kanel

1/3 kopp pekannötter

Vägbeskrivning:

1. Lägg de första sex elementen i en skål och blanda.

2. Smörj slowcooker med nonstick-spray.

3. Kombinera alla fyllningsingredienser i en liten skål och ställ åt sidan. Täck äppelbitarna väl i fyllningen.

4. Skär brödskivorna på mitten (triangel), lägg sedan tre äppelskivor på botten och lite lime ovanpå. Varva brödskivorna och fyllningen i samma mönster.

5. Lägg äggsmeten på lagren av bröd och fyllning.

6. Sätt kaminen på hög i 2 ½ timme eller låg i 4 timmar.

Näringsdeklaration:Kalorier 227 Totalt fett: 7g Kolhydrater: 34g Protein: 9g Socker: 19g Fiber 4g Natrium: 187mg

Portioner av kalkon med timjan och salvia: 4

Tillagningstid: 25 minuter

Ingredienser:

1 pund malen kalkon

½ tesked kanel

½ tsk vitlökspulver

1 tsk färsk rosmarin

1 tsk färsk timjan

1 tsk havssalt

2 teskedar färsk salvia

2 msk kokosolja

Vägbeskrivning:

1. Blanda alla ingredienser, utom olja, i en mixerskål.

Kyl över natten eller i 30 minuter.

2. Häll oljan i blandningen. Forma blandningen till fyra biffar.

3. Koka biffarna i en lätt smord stekpanna på medelvärme i 5 minuter på varje sida, eller tills mitten inte längre är rosa. Du kan också tillaga dem genom att grädda dem i ugnen i 25

minuter vid 400°F.

Näringsdeklaration:Kalorier 284 Fett: 9,4 g Protein: 14,2 g Natrium: 290 mg Totalt kolhydrater: 36,9 g Kostfiber: 0,7 g

Körsbärsspenat Smoothie Portioner: 1

Tillagningstid: 0 minuter

Ingredienser:

1 kopp vanlig kefir

1 kopp frysta körsbär, urkärnade

½ kopp babyspenat

¼ kopp mosad mogen avokado

1 msk mandelsmör

1 bit skalad ingefära (1/2 tum)

1 tsk chiafrön

Vägbeskrivning:

1. Lägg alla ingredienser i en mixer. Pulsera tills den är slät.

2. Kyl i kylen innan servering.

Näringsdeklaration:Kalorier 410 Totalt fett 20g Totalt Kolhydrater 47g Nettokolhydrater 37g Protein 17g Socker 33g Fiber: 10g Natrium: 169mg

Portioner frukostpotatis: 2

Tillagningstid: 15 minuter

Ingredienser:

5 potatisar, i tärningar

1 matsked olja

½ tsk vitlökspulver

¼ tesked peppar

½ tsk rökt paprika

Vägbeskrivning:

1. Förvärm din air fryer till 400 grader F i 5 minuter.

2. Släng potatisen i oljan.

3. Krydda med vitlökspulver, peppar och paprika.

4. Lägg till potatisen i air fryer-korgen.

5. Koka i luftfriteraren i 15 minuter.

Banan Instant Havregrynsportioner: 1

Ingredienser:

1 mosad mogen banan

½ tsk. vattnet

½ tsk. gröt

Vägbeskrivning:

1. Mät upp havre och vatten i en mikrovågssäker skål och blanda.

2. Placera skålen i mikrovågsugnen och värm på hög i 2 minuter.

3. Ta bort skålen från mikron och rör ner den mosade bananen och njut.

Näringsdeklaration:Kalorier: 243, Fett: 3 g, Kolhydrater: 50 g, Protein: 6 g, Sockerarter: 20 g, Natrium: 30 mg

Portioner av mandelsmör Banansmoothie: 1

Ingredienser:

1 msk. mandelsmör

½ tsk. isbitar

½ tsk. förpackad spenat

1 medium skalad och fryst banan

1 st. skummad mjölk

Vägbeskrivning:

1. Blanda alla ingredienser i en kraftfull mixer tills de är slät och krämig.

2. Servera och njut.

Näringsdeklaration:Kalorier: 293, Fett: 9,8 g, Kolhydrater: 42,5 g, Protein: 13,5

g, sockerarter: 12 g, natrium: 111 mg

No-Bake Choklad Chia Energy Bar Portioner: 14

Tillagningstid: 0 minuter

Ingredienser:

1 ½ koppar packade och urkärnade dadlar

1/kopp osötad riven kokos

1 kopp råa valnötsbitar

1/4 kopp (35 g) naturligt kakaopulver

1/2 kopp (75 g) hela chiafrön

1/2 kopp (70 g) hackad mörk choklad

1/2 kopp (50 g) havregryn

1 tsk rent vaniljextrakt, valfritt, förbättrar smaken 1/4 tsk oraffinerat havssalt

Vägbeskrivning:

1. Mixa dadlarna i en mixer tills det bildas en tjock pasta.

2. Tillsätt nötter och rör om.

3. Tillsätt resten av fixeringen och blanda tills en tjock pasta bildas.

4. Klä en rektangulär form klädd med bakplåtspapper. Lägg blandningen tätt i pannan och placera den direkt i alla hörn.

5. Ställ in i frysen till midnatt, i minst några timmar.

6. Ta upp ur pannan och skär i 14 remsor.

7. Ställ in i kylen eller i en lufttät behållare.

Näringsdeklaration:Socker 17 g Fett: 12 g Kalorier: 234

Kolhydrater: 28 g Protein: 4,5 g

Frukostskål med fruktig linfrö: 1

Tillagningstid: 5 minuter

Ingredienser:

Till gröten:

kopp linfrön, nymalda

¼ tesked kanel, mald

1 dl mandel- eller kokosmjölk

1 medelstor banan, mosad

En nypa fint havssalt

Till påläggen:

Blåbär, färska eller tinade

Nötter, hackade råa

Ren lönnsirap (valfritt)

Vägbeskrivning:

1. I en medelstor kastrull placerad på medelvärme, kombinera alla ingredienser till gröten. Rör hela tiden i 5 minuter, eller tills gröten tjocknar och kokar upp.

2. Lägg över den kokta gröten till en serveringsskål. Toppa med påläggen och ringla över lite lönnsirap om du vill ha det lite sötare.

Näringsdeklaration:Kalorier 780 Fett: 26 g Protein: 39 g Natrium: 270 mg Totalt kolhydrater: 117,5 g

Slow Cooker Frukost Havregrynsgröt Portioner: 8

Ingredienser:

4 bäddar. mandelmjölk

2 påsar stevia

2 bäddar. stålskuren havre

1/3 tsk. hackade torkade aprikoser

4 bäddar. vattnet

1/3 tsk. Torkade körsbär

1 C. kanel

1/3 tsk. russin

Vägbeskrivning:

1. Blanda alla ingredienser väl i en slowcooker.

2. Täck och ställ lågt.

3. Koka i 8 timmar.

4. Du kan ställa in detta kvällen innan så att du på morgonen har frukosten klar.

Näringsdeklaration:Kalorier: 158,5, Fett: 2,9 g, Kolhydrater: 28,3 g, Protein: 4,8

g, sockerarter: 11 g, natrium: 135 mg

Portioner Pumpernickel-bröd: 12

Tillagningstid: 2 timmar, 30 minuter

Ingredienser:

Pumpernickelmjöl - 3 koppar

Fullkornsmjöl - 1 kopp

Majsmjöl - 0,5 koppar

Kakaopulver - 1 msk

Aktiv torrjäst - 1 msk

Kummin - 2 tsk

Havssalt - 1,5 teskedar

Vatten, ljummet – 1,5 koppar, uppdelat

Dadelpasta - 0,25 koppar, delad

Avokadoolja - 1 msk

Mosad sötpotatis - 1 kopp

Äggtvätt - 1 äggvita + 1 msk vatten

Vägbeskrivning:

1. Förbered en nio gånger fem tums brödform genom att fodra den med bakplåtspapper och smörj den sedan lätt.

2. Blanda en kopp av ditt vatten med majsmjölet i en kastrull tills det är varmt och tjockt, cirka fem minuter. Var noga med att fortsätta röra medan den värms för att undvika klumpar. När den är tjock tar du kastrullen från värmen och rör ner din dadelpasta, kakaopulver, kummin och avokadoolja. Ställ kastrullen åt sidan tills innehållet har svalnat till ljummet.

3. Tillsätt din återstående halva kopp varmt vatten i en stor ugnsform för att blanda med jästen, rör om tills jästen har lösts upp. Låt den här blandningen för pumpernickel-brödet sitta i cirka tio minuter tills den har blommat ut och bildat pösiga bubblor.

Detta görs bäst på en varm plats.

4. När jästen har blommat, tillsätt den varma majsmjölsvattenblandningen till blandningsrätten, tillsammans med den mosade sötpotatisen.

När vätskorna och potatisen har kombinerats, rör ner hela vete- och pumpernickelmjölet. Knåda blandningen i tio minuter, gärna med en stavmixer och en degkrok. Degen är klar när det bildar en sammanhängande boll som är slät och drar sig bort från kanterna på blandningsformen.

5. Ta bort degkroken och täck din blandningsform med köksplast eller en ren, fuktig kökshandduk. Ställ köksblandningen på en varm plats för att jäsa tills degen har fördubblats i storlek, cirka en timme.

6. Värm ugnen till 375 grader Fahrenheit för att förbereda brödet.

7. Forma degen till en fin stockform och lägg den i din förberedda brödform. Vispa ihop din äggtvätt och använd sedan en konditorivarningsborste för att lätt pensla det över toppen av ditt förberedda bröd. Om så önskas, använd en vass kniv för att skära brödet för en dekorativ design.

8. Sätt ditt bröd i mitten av din varma ugn och låt det grädda tills det får en underbar mörk färg och när det knackar på det låter det ihåligt, ungefär en timme. Ta ut pumpernickelbrödet från ugnen och låt det svalna i pannan i fem minuter innan du tar bort pumpernickelbrödet från pannan och överför brödet till ett galler för att fortsätta svalna. Skär inte brödet förrän det har svalnat helt.

Hallon Kokos Chia Pudding Portioner: 4

Tillagningstid: 0 minuter

Ingredienser:

¼ kopp chiafrön

½ matsked stevia

1 dl kokosmjölk, osötad, hel

2 matskedar mandel

¼ kopp hallon

Vägbeskrivning:

1. Ta en stor skål, tillsätt chiafröna tillsammans med stevia och kokosmjölk, rör om tills blandningen är blandad och ställ i kylen över natten tills den tjocknat.

2. Ta ut puddingen ur kylen, toppa den med mandel och bär och servera sedan.

Näringsdeklaration:Kalorier 158, totalt fett 14,1 g, totalt kolhydrater 6,5 g, protein 2 g, socker 3,6 g, natrium 16 mg

Serveringar av helgens frukostsallad: 4

Tillagningstid: 0 minuter

Ingredienser:

Ägg, fyra hårdkokta

Citron, a

Ruccola, tio koppar

Quinoa, en kopp kokt och kyld

Olivolja, två matskedar

Dill, hackad, en halv kopp

Mandel, hackad, en kopp

Avokado, en stor tunn skiva

Gurka, hackad, en halv kopp

Tomat, en stor skuren i klyftor

Vägbeskrivning:

1. Blanda quinoa, gurka, tomater och ruccola. Blanda dessa ingredienser lätt med olivolja, salt och peppar. Överför och

arrangera ägget och avokadon ovanpå. Toppa varje sallad med mandel och örter. Strö över citronsaft.

Näringsdeklaration:Kalorier 336 fett 7,7 gram protein 12,3 gram kolhydrat 54,6 gram socker 5,5 gram fibrer 5,2 gram

Läckert vegetariskt ostliknande ris med broccoli och blomkål

Portioner: 2

Tillagningstid: 7 minuter

Ingredienser:

½ kopp broccolibuktor, risade

1½ dl blomkålsbuketter, risade

tsk vitlökspulver

tsk salt

¼ tesked knäckt svartpeppar

1/8 tsk mald muskotnöt

½ msk osaltat smör

1/8 kopp mascarpone

¼ kopp riven skarp cheddar

Vägbeskrivning:

1. Ta en medelhög värmesäker skål, tillsätt alla ingredienser utom mascarpone och cheddar och rör om tills det blandas.

2. Placera skålen i en mikrovågsugn, mikrovågsugn på hög i 5 minuter, tillsätt sedan osten och fortsätt tillagan i 2 minuter.

3. Tillsätt mascarponeosten i skålen, rör om tills blandningen är krämig och servera genast.

Näringsdeklaration:Kalorier 138, totalt fett 9,8 g, totalt kolhydrater 6,6 g, protein 7,5 g, socker 2,4 g, natrium 442 mg

Portioner av medelhavsrostat bröd: 2

Ingredienser:

1 ½ tsk. lätt smulad fetaost

3 skivade grekiska oliver

mosad avokado

1 skiva gott fullkornsbröd

1 msk. Hummus av rostad röd paprika

3 skivade körsbärstomater

1 skivat hårdkokt ägg

Vägbeskrivning:

1. Rosta först brödet och toppa med ¼ mosad avokado och 1 hummus.

2. Tillsätt körsbärstomater, oliver, hårdkokt ägg och fetaost.

3. Smaka av, smaka av med salt och peppar.

Näringsdeklaration:Kalorier: 333,7, Fett: 17 g, Kolhydrater: 33,3 g, Protein: 16,3

g, sockerarter: 1 g, natrium: 700 mg

Sötpotatisfrukostsalladsportioner: 2

Tillagningstid: 0 minuter

Ingredienser:

1 skopa proteinpulver

¼ kopp blåbär

¼ kopp hallon

1 banan, skalad

1 sötpotatis, bakad, skalad och tärnad

Vägbeskrivning:

1. Lägg potatisen i en skål och mosa den med en gaffel. Tillsätt banan och proteinpulver och blanda väl. Tillsätt bären, blanda och servera kallt.

2. Njut!

Näringsdeklaration:kalorier 181, fett 1, fiber 6, kolhydrater 8, protein 11

Fake Breakfast Hash Brown Cups Portioner: 8

Ingredienser:

40 g hackad lök

8 stora ägg

7 ½ g vitlökspulver

2½ g peppar

170 g riven lätt ost

170g riven sötpotatis

2 ½ g salt

Vägbeskrivning:

1. Värm ugnen till 4000F och förbered en muffinsform med koppar.

2. Lägg riven sötpotatis, lök, vitlök och kryddor i en skål och blanda väl, innan du lägger en sked i varje kopp. Tillsätt ett stort ägg i varje kopp och fortsätt koka i 15 minuter tills äggen stelnat.

3. Servera kyld eller förvara.

Näringsdeklaration:Kalorier: 143, Fett: 9,1 g, Kolhydrater: 6 g, Protein: 9 g, Sockerarter: 0 g, Natrium: 290 mg

Portioner av spenat och svampomelett: 2

Ingredienser:

2 msk. Olivolja

2 hela ägg

3 bäddar. spenat, färsk

Matlagningsspray

10 små bellasvampar, skivade

8 msk. Skivad rödlök

4 äggvitor

2 oz. getost

Vägbeskrivning:

1. Sätt en stekpanna på medelhög värme och tillsätt oliverna.

2. Lägg skivad rödlök i stekpanna och rör om tills den blir genomskinlig.

Lägg sedan till dina svampar i kastrullen och fortsätt att röra tills de är lättbruna.

3. Tillsätt spenat och rör om tills det vissnat. Krydda med lite peppar och salt. Ta bort från elden.

4. Spraya en liten kastrull med matlagningsspray och ställ över medelvärme.

5. Knäck 2 hela ägg i en liten skål. Tillsätt 4 äggvitor och vispa ihop.

6. Häll de vispade äggen i den lilla stekpannan och låt blandningen stå i en minut.

7. Använd en spatel för att försiktigt arbeta runt kanterna på pannan.

Lyft pannan och luta den nedåt och runt i en cirkulär stil så att de rinnande äggen kan nå mitten och koka runt kanterna på pannan.

8. Lägg till smulad getost på ena sidan av toppen av omeletten tillsammans med din svampblandning.

9. Vik sedan försiktigt den andra sidan av omeletten över svampsidan med spateln.

10. Koka i trettio sekunder. Överför sedan omeletten till en tallrik.

Näringsdeklaration:Kalorier: 412, Fett: 29 g, Kolhydrater: 18 g, Protein: 25 g, Sockerarter: 7 g, Natrium: 1000 mg

Salladswraps med kyckling och grönsaker Portioner: 2

Tillagningstid: 15 minuter

Ingredienser:

½ msk osaltat smör

lb mald kyckling

1/8 kopp zucchini, hackad

¼ grön paprika, kärnade och hackad

1/8 kopp gul squash, hackad

¼ av en medelstor lök, hackad

½ tesked finhackad vitlök

Nymalen svartpeppar, efter smak

¼ tsk currypulver

½ msk sojasås

2 stora salladsblad

½ dl riven parmesan

Vägbeskrivning:

1. Ta en stekpanna, ställ den på medelvärme, tillsätt smöret och kycklingen, smula sönder den och koka i cirka 5 minuter tills kycklingen inte längre är rosa.

2. Tillsätt sedan zucchinin, paprikan, squashen, löken och vitlöken i kastrullen, rör om tills det är blandat och koka i 5 minuter.

3. Smaksätt sedan med svartpeppar och curry, ringla över sojasås, rör om ordentligt och fortsätt koka i 5 minuter, ställ åt sidan tills det behövs.

4. Sätt ihop wraperna och för att göra detta, fördela kycklingblandningen jämnt på varje salladsblad, toppa sedan med ost och servera.

5. För att förbereda måltid, lägg kycklingblandningen i en lufttät behållare och kyl i upp till två dagar.

6. När du är redo att äta, värm upp kycklingblandningen i mikrovågsugn tills den är varm, toppa sedan med salladsblad och servera.

Näringsdeklaration:Kalorier 71, totalt fett 6,7 g, totalt kolhydrater 4,2 g, protein 4,8 g, socker 30,5 g, natrium 142 mg

Krämig kanel bananskål Portioner: 1

Tillagningstid: 3 minuter

Ingredienser:

1 stor banan, mogen

¼ tesked kanel, mald

En nypa keltiskt havssalt

2 msk kokossmör, smält

Val av pålägg: frukt, frön eller nötter<u>Vägbeskrivning:</u>

1. Mosa bananen i en mixerskål. Tillsätt kanel och keltiskt havssalt. Lägg åtsidan.

2. Hetta upp kokossmöret i en kastrull placerad på låg värme.

Häll det varma smöret över bananblandningen.

3. För att servera, garnera med din favoritfrukt, frö eller nötter.

<u>Näringsdeklaration:</u>Kalorier 564 Fett: 18,8 g Protein: 28,2 g

Natrium: 230 mg Totalt kolhydrater: 58,2 g Kostfiber: 15,9 g

Bra flingor med tranbär och kanel Portioner: 2

Tillagningstid: 35 minuter

Ingredienser:

1 kopp flingor (val av amarant, bovete eller quinoa) 2 ½ dl kokosvatten eller mandelmjölk

1 kanelstång

2 hela nejlikor

1 stjärnanisskida (valfritt)

Färsk frukt: äpplen, björnbär, tranbär, päron eller persimmons

Lönnsirap (valfritt)

Vägbeskrivning:

1. Koka upp kornen, kokosvattnet och kryddorna i en kastrull. Täck över och sänk sedan värmen till medel-låg. Sjud inom 25 minuter.

2. För att servera, kassera kryddor och garnera med fruktskivor. Om så önskas, ringla över lönnsirap.

Näringsdeklaration:Kalorier 628 Fett: 20,9 g Protein: 31,4 g

Natrium: 96 mg Totalt kolhydrater: 112,3 g Kostfiber: 33,8 g

Frukostomelettportioner: 2

Tillagningstid: 10 minuter

Ingredienser:

2 vispade ägg

1 stjälk salladslök, hackad

½ kopp svamp, skivad

1 röd paprika, tärnad

1 tsk örtkrydda

Vägbeskrivning:

1. Vispa äggen i en skål. Blanda in resten av ingredienserna.

2. Häll äggblandningen i en liten ugnsform. Lägg pannan i air fryer-korgen.

3. Grädda i luftfritös korg vid 350 grader F i 10 minuter.

Näringsdeklaration:Kalorier 210 Kolhydrater: 5g Fett: 14g Protein: 15g

Fullkornssmörgåsbröd portioner: 12

Tillagningstid: 3 timmar, 20 minuter

Ingredienser:

Vitt fullkornsmjöl - 3,5 dl

Extra virgin olivolja - 0,25 koppar

Dadelpasta - 0,25 dl

Valfri mjölk, varm – 1,125 koppar

Havssalt - 1,25 tsk

Aktiv torrjäst - 2,5 teskedar

Vägbeskrivning:

1. Förbered en nio gånger fem tums brödform genom att fodra den med bakplåtspapper och smörj den sedan lätt.

2. Kombinera alla dina ingredienser i ett stort kök med en slickepott. När det har blandats, låt innehållet sitta i trettio minuter.

3. Börja knåda degen tills den är mjuk, stretchig och smidig—

cirka sju minuter. Du kan knåda för hand, men att använda en stavmixer och en degkrok är den enklaste metoden.

4. Med den knådade degen i sin tidigare använda blandningsform, täck blandningsformen med köksplast eller en ren, fuktig kökshandduk på en varm plats för att jäsa tills den fördubblas i storlek, ungefär en timme eller två.

5. Töm försiktigt luften i degen och forma den till en fin stock innan du lägger den i din förberedda brödform. Täck kastrullen med den tidigare använda plasten eller handduken och låt den jäsa i det varma utrymmet tills den har fördubblats i storlek, ytterligare en timme eller två.

6. När brödet nästan är färdigjäst, värm din ugn till 350 grader Fahrenheit.

7. Ta bort beläggningen från ditt jästa bröd och placera brödet mitt i din varma ugn. Lägg försiktigt aluminiumfolie på brödet utan att tömma det, för att förhindra att det blir för snabbt brynt. Låt brödet grädda på detta sätt i trettiofem till fyrtio minuter innan du tar bort folien och fortsätter att grädda brödet i ytterligare tjugo

minuter. Brödet är klart när det har en vacker gyllene färg och låter ihåligt när det knackas på det.

8. Låt fullkornsbrödet svalna i pannan i fem minuter innan du tar bort det från metallen och för över det till ett galler för att avsluta kylningen. Låt brödet svalna helt innan du skivar det.

Pulled Chicken Gyros

Ingredienser:

2 medelstora lökar, skivade

6 vitlöksklyftor, hackade

1 tsk citron-peppar smaksättning

1 tsk torkad oregano

1/2 tsk mald kryddpeppar

1/2 kopp vatten

1/2 kopp citronsaft

1/4 kopp rödvinsvinäger

2 matskedar olivolja

2 pund benfria, skinnfria kycklingbröst

8 hela pitabröd

Diskretionär fixering: tzatzikisås, riven romaine och skuren tomat, gurka och lök

Vägbeskrivning:

1. I en 3-qt. slow cooker, konsolidera de första 9 fästena; inkluderar kyckling. Koka, säkra, på låg i 3-4 timmar eller tills kycklingen är mjuk (en termometer bör visa minst 165°).

2. Ta bort kycklingen från måttlig långsam spis. Riv med 2 gafflar; gå tillbaka till långsam spis. Använd en tång och lägg kycklingblandningen på pitabröden. Presentera med garnityr.

Portioner sötpotatissoppa: 6

Tillagningstid: 15 minuter

Ingredienser:

2 matskedar olivolja

1 medelstor lök, hackad

1 burk grön chili

1 tsk malen spiskummin

1 tsk mald ingefära

1 tsk havssalt

4 dl sötpotatis, skalad och hackad 4 dl ekologisk grönsaksbuljong med låg natriumhalt 2 matskedar färsk koriander, hackad

6 matskedar grekisk yoghurt

Vägbeskrivning:

1. Hetta upp olivoljan på medelvärme i en stor gryta. Tillsätt löken och fräs tills den är mjuk. Tillsätt grön chili och kryddor och koka i 2 minuter.

2. Rör ner sötpotatis och grönsaksbuljong och låt koka upp.

3. Sjud inom 15 minuter.

4. Rör ner den hackade koriandern.

5. Mixa hälften av soppan tills den är slät. Lägg tillbaka den i grytan med resten av soppan.

6. Smaka av med ytterligare havssalt om så önskas och toppa med en klick grekisk yoghurt.

<u>Näringsdeklaration:</u>Totalt kolhydrater 33g Kostfiber: 5g Protein: 6g Totalt fett: 5g Kalorier: 192

Quinoa burrito skålar:

1 formel Koriander Lime Quinoa

För de svarta bönorna:

1 burk svarta bönor

1 tsk malen spiskummin

1 tsk torkad oregano

salt att smaka

För körsbärstomat pico de gallo:

1 16 uns körsbärs- eller russintomater, i fjärdedelar 1/2 kopp rödlök, tärnad

1 msk finhackad jalapeñopeppar, (revben och frön borttagna, när som helst)

1/2 kopp knaprig koriander, delad

2 msk limejuice

salt att smaka

För bindningar:

skär torkade jalapenos

1 avokado, tärnad

Vägbeskrivning:

1. Förbered koriander-lime-quinoan och håll den varm.

2. I en liten kastrull, kombinera de svarta bönorna och deras juice med spiskummin och oregano på medelvärme. Rör om med jämna mellanrum tills bönorna är varma. Smaka av och tillsätt salt om så önskas.

3. Samla ihop ingredienserna till pico de gallo körsbärstomaten i en skål och kassera väl.

4. För att förbereda burrito-skålarna, dela koriander-lime-quinoan mellan fyra rätter. Inkludera en fjärdedel av de svarta bönorna till varje. Toppa med pico de gallo körsbärstomater, hackad inlagd jalapenos och avokado.

Njut av!

5. Obs:

6. Alla komponenterna i dessa rätter kan tillagas tidigt och samlas in när de är redo att ätas. Du kan antingen värma upp quinoa och

bönor eller njuta av dem i rumstemperatur. Jag gillar att provocera segmenten under hela veckan så att jag kan njuta av quinoa burrito-skålar till lunch under veckan.

Mandelbroccoliniportioner: 6

Tillagningstid: 5 minuter

Ingredienser:

1 färsk röd chili, kärnad och finhackad 2 broccolinibuketter, putsade

1 msk extra virgin olivolja

2 vitlöksklyftor, tunt skivade

1/4 kopp naturlig mandel, grovt hackad

2 tsk finrivet citronskal

4 ansjovis i olja, hackad

En skvätt färsk citronsaft

Vägbeskrivning:

1. Värm lite olja i en stekpanna. Tillsätt 2 tsk citronskal, avrunnen ansjovis, finhackad chili och tunt skivade handskar.

Koka i cirka 30 sekunder, rör hela tiden.

2. Tillsätt 1/4 kopp grovhackad mandel och koka i en minut.

Stäng av värmen och tillsätt citronsaft ovanpå.

3. Placera ångkokkorgen över en kastrull med sjudande vatten. Lägg broccolin i en korg och täck över den.

4. Koka tills de är mjuka, knapriga, ca 3-4 minuter. Låt rinna av och överför sedan till serveringsfatet.

5. Garnera med mandelblandningen och njut!

Näringsdeklaration:414 kalorier 6,6 g fett 1,6 g totalt kolhydrater 5,4 g protein

Quinoa maträtt:

1/2 kopp quinoa, torr

2 msk avokado eller kokosolja

2 vitlöksklyftor, krossade

1/2 kopp majs, konserverad eller stelnad

3 stora paprikor, hackade

1/2 medelstor jalapeñopeppar, kärnad och hackad 1 msk spiskummin

15 oz behållare med svarta bönor, sköljda och silade 1 kopp koriander, finhackad och delad 1/2 kopp salladslök, finhackad och delad 2 koppar Tex Mex cheddarost, förstörd och separerad 3/4 kopp mjölkkonserverad kokosnöt

1/4 tsk salt

Vägbeskrivning:

1. Koka quinoan enligt anvisningarna på förpackningen och lägg den på ett säkert ställe. Värm grillen till 350 grader F.

2. Förvärm en enorm non-stick lerpanna på medelhög värme och virvla runt oljan för att täcka. Inkludera vitlöken och koka i 30 sekunder, vanligtvis under omrörning. Inkludera majs, paprika, jalapenos och spiskummin. Blanda och fräs ostört i 3 minuter, blanda igen och fräs ytterligare 3 minuter.

3. Häll i en stor blandningsskål med kokt quinoa, svarta bönor, 3/4 kopp koriander, 1/4 kopp salladslök, 1/2 kopp cheddarost, kokosmjölk och salt. Blanda väl, överför till 8 x 11 förberedelser, strö över återstående 1/2 kopp cheddar och värm i 30 minuter.

4. Ta bort från grillen, strö över 1/4 kopp koriander och 1/4 kopp salladslök. Servera varm

Rent ätande äggsalladsportioner: 2

Tillagningstid: 0 minuter

Ingredienser:

6 ekologiska betade ägg, hårdkokta

1 avokado

¼ kopp grekisk yoghurt

2 msk olivolja majonnäs

1 tsk färsk dill

Havssalt efter smak

Sallad att servera

Vägbeskrivning:

1. Mosa hårdkokta ägg och avokado tillsammans.

2. Tillsätt den grekiska yoghurten, olivoljemajonnäsen och färsk dill.

3. Smaksätt med havssalt. Servera på en salladsbädd.

Näringsdeklaration:Totalt kolhydrater 18g Kostfiber: 10g Protein: 23g Totalt fett: 38g Kalorier: 486

Vita bönor chili portioner: 4

Tillagningstid: 20 minuter

Ingredienser:

¼ kopp extra virgin olivolja

2 små lökar, skurna i ¼-tums tärningar

2 selleristjälkar, tunt skivade

2 små morötter, skalade och tunt skivade

2 vitlöksklyftor, hackade

2 tsk malen spiskummin

1½ tsk torkad oregano

1 tesked salt

¼ tesked nymalen svartpeppar

3 dl grönsaksbuljong

1 burk (15½ ounce) marinblå bönor, avrunna och sköljda ¼ finhackad färsk plattbladig persilja

2 tsk rivet eller malet citronskal

Vägbeskrivning:

1. Värm oljan på hög värme i en holländsk ugn.

2. Tillsätt lök, selleri, morötter och vitlök och fräs tills det mjuknat, 5-8 minuter.

3. Tillsätt spiskummin, oregano, salt och peppar och fräs för att rosta kryddorna, ca 1 minut.

4. Lägg buljongen och koka upp.

5. Låt sjuda, tillsätt bönorna och koka, delvis täckt och rör om då och då, i 5 minuter för att utveckla smakerna.

6. Blanda persilja och citronskal och servera.

Näringsdeklaration:Kalorier 300 Totalt fett: 15g Totalt kolhydrater: 32g Socker: 4g Fiber: 12g Protein: 12g Natrium: 1183mg

Portioner av tonfisk med citron: 4

Tillagningstid: 18 minuter

Ingredienser:

4 tonfiskbiffar

1 msk olivolja

½ tsk rökt paprika

¼ tesked svartpepparkorn, krossade

Saften av 1 citron

4 salladslökar, hackade

1 msk gräslök, hackad

Vägbeskrivning:

1. Hetta upp en stekpanna med oljan på medelhög värme, tillsätt salladslöken och fräs i 2 minuter.

2. Lägg i tonfiskbiffarna och stek dem i 2 minuter på varje sida.

3. Tillsätt resterande ingredienser, blanda försiktigt, sätt formen i ugnen och grädda vid 360 grader F i 12 minuter.

4. Dela allt mellan tallrikar och servera till lunch.

Näringsdeklaration:kalorier 324, fett 1, fiber 2, kolhydrater 17, protein 22

Tilapia med sparris och ekollon squash Portioner: 4

Tillagningstid: 30 minuter

Ingredienser:

2 matskedar extra virgin olivolja

1 medelstor ekollon squash, kärnad och tunt skivad eller 1-pund sparrisklyftor, klippta av träiga ändar och skuren i 2-tums bitar

1 stor schalottenlök, finhackad

Ett pund tilapiafiléer

½ kopp vitt vin

1 msk hackad färsk bladpersilja 1 tsk salt

¼ tesked nymalen svartpeppar

Vägbeskrivning:

1. Värm ugnen till 400°F. Smörj bakplåten med oljan.

2. Lägg squash, sparris och schalottenlök i ett enda lager på plåten. Rosta inom 8 till 10 minuter.

3. Lägg tilapia och tillsätt vinet.

4. Strö över persilja, salt och peppar.

5. Rosta inom 15 minuter. Ta bort, låt sedan stå i 5 minuter och servera.

<u>Näringsdeklaration:</u>Kalorier 246 Totalt fett: 8g Totalt kolhydrater: 17g Socker: 2g Fiber: 4g Protein: 25g Natrium: 639mg

Ugnsbakad kyckling garnera med oliver, tomater och basilika

Portioner: 4

Tillagningstid: 45 minuter

Ingredienser:

8 kycklinglår

Små plommontomater

1 msk svartpeppar och salt

1 msk olivolja

15 basilikablad (stora)

Små svarta oliver

1-2 färska röda paprikaflingor

Vägbeskrivning:

1. Marinera kycklingbitarna med alla kryddor och olivolja och låt stå en stund.

2. Montera kycklingbitar i en kantad stekpanna med tomater, basilikablad, oliver och chiliflakes.

3. Baka denna kyckling i en redan förvärmd ugn (vid 220C) i 40 minuter.

4. Koka tills kycklingen är mör, tomater, basilika och oliver är kokta.

5. Garnera med färsk persilja och citronskal.

Näringsdeklaration:Kalorier 304 Kolhydrater: 18g Fett: 7g Protein: 41g

Ratatouilleportioner: 8

Tillagningstid: 25 minuter

Ingredienser:

1 zucchini, medelstor och tärnad

3 msk. extra virgin olivolja

2 paprika, tärnade

1 gul squash, medium och tärnad

1 lök, stor och tärnad

28 uns Hela tomater, skalade

1 Aubergine, medium och tärnad med skal på Salt & Peppar, efter behov

4 kvistar färsk timjan

5 vitlöksklyftor, hackade

Vägbeskrivning:

1. För att börja, värm en stor sautépanna på medelhög värme.

2. När det är varmt, tillsätt oljan, löken och vitlöken.

3. Fräs lökblandningen i 3-5 minuter eller tills den mjuknat.

4. Tillsätt sedan aubergine, peppar, timjan och salt i pannan. Blanda väl.

5. Koka nu i ytterligare 5 minuter eller tills auberginen mjuknar.

6. Tillsätt sedan zucchinin, paprikan och squashen i pannan och fortsätt koka i ytterligare 5 minuter. Tillsätt sedan tomaterna och blanda väl.

7. När allt är tillsatt, rör om väl tills allt går ihop. Låt puttra i 15 minuter.

8. Kontrollera till sist kryddningen och tillsätt mer salt och peppar om det behövs.

9. Garnera med persilja och mald svartpeppar.

Näringsdeklaration: Kalorier: 103KcalProtein: 2gKolhydrater: 12gFett: 5g

Kycklingköttbullssoppa Portioner: 4

Tillagningstid: 30 minuter

Ingredienser:

2 pund kycklingbröst, utan skinn, urbenad och strimlad 2 matskedar koriander, hackad

2 ägg, vispade

1 vitlöksklyfta, finhackad

¼ kopp salladslök, hackad

1 gul lök, hackad

1 morot, skivad

1 msk olivolja

5 koppar kycklingbuljong

1 msk persilja, hackad

En nypa salt och svartpeppar

Vägbeskrivning:

1. I en skål, blanda köttet med äggen och övriga ingredienser utom olja, gul lök, buljong och persilja, blanda och forma medelstora köttbullar med denna blandning.

2. Hetta upp en panna med oljan på medelvärme, tillsätt den gula löken och köttbullarna och fräs i 5 minuter.

3. Tillsätt resten av ingredienserna, rör om, låt koka upp och koka på medelvärme i ytterligare 25 minuter.

4. Häll upp soppan i skålar och servera.

Näringsdeklaration:kalorier 200, fett 2, fiber 2, kolhydrater 14, protein 12

Orange coleslaw med citrusvinägrett

Portioner: 8

Tillagningstid: 0 minuter

Ingredienser:

1 tsk apelsinskal, rivet

2 matskedar natriumreducerad grönsaksbuljong 1 tesked varje äppelcidervinäger

4 dl rödkål, strimlad

1 tsk citronsaft

1 fänkålslök, tunt skivad

1 tsk balsamvinäger

1 tsk hallonvinäger

2 matskedar färsk apelsinjuice

2 apelsiner, skalade, skurna i bitar

1 matsked honung

1/4 tsk salt

Nymalen peppar

4 tsk olivolja

Vägbeskrivning:

1. Lägg citronsaft, apelsinskal, cidervinäger, salt och peppar, buljong, olja, honung, apelsinjuice, balsamvinäger och hallon i en skål och vispa.

2. Extrahera apelsiner, fänkål och kål. Blanda för att täcka.

Näringsdeklaration:Kalorier 70 Kolhydrater: 14g Fett: 0g Protein: 1g

Portioner av tempeh och rotfrukter: 4

Tillagningstid: 30 minuter

Ingredienser:

1 msk extra virgin olivolja

1 stor sötpotatis, tärnad

2 morötter, tunt skivade

1 fänkålslök, putsad och skuren i tärningar 2 tsk malet färsk ingefära

1 vitlöksklyfta, finhackad

12 uns tempeh, skär i ½-tums tärningar

½ dl grönsaksbuljong

1 msk tamari eller glutenfri sojasås 2 salladslökar, tunt skivade

Vägbeskrivning:

1. Värm ugnen till 400°F. Smörj en bakplåt med oljan.

2. Lägg sötpotatisen, morötterna, fänkålen, ingefäran och vitlöken i ett enda lager på plåten.

3. Grädda tills grönsakerna har mjuknat, ca 15 minuter.

4. Tillsätt tempeh, buljong och tamari.

5. Grädda igen tills tempeh är genomvärmd och lätt brynt, 10 till 15 minuter.

6. Tillsätt salladslök, blanda väl och servera.

<u>Näringsdeklaration:</u>Kalorier 276 Totalt fett: 13g Totalt kolhydrater: 26g Socker: 5g Fiber: 4g Protein: 19g Natrium: 397mg

Portioner grön soppa: 2

Tillagningstid: 5 minuter

Ingredienser:

1 kopp vatten

1 dl spenat, färsk och packad

½ av 1 citron, skalad

1 zucchini, liten och hackad

2 msk. Persilja, färsk och hackad

1 stjälk selleri, hackad

Havssalt och svartpeppar efter behov

½ av 1 avokado, mogen

¼ kopp basilika

2 msk. Chiafrön

1 vitlöksklyfta, finhackad

Vägbeskrivning:

1. För att göra denna lättblandade soppa, placera alla ingredienser i en snabbmixer och mixa i 3 minuter eller tills den är slät.

2. Sedan kan du servera den kall, eller så kan du värma den på svag värme i några minuter.

Näringsdeklaration:Kalorier: 250KcalProtein: 6,9g Kolhydrater: 18,4gFett: 18,1g

Pepperoni Pizza Bröd Ingredienser:

1 portion (1 pund) stelnat brödmix, tinade 2 stora ägg, isolerade

1 msk mald cheddarparmesan

1 msk olivolja

1 tsk hackad krispig persilja

1 tsk torkad oregano

1/2 tsk vitlökspulver

1/4 tsk peppar

8 uns hackad pepperoni

2 koppar strimlad del skum cheddarmozzarella 1 burk (4 uns) svampstjälkar och bitar, utarmade 1/4 till 1/2 kopp torkade paprikaringar

1 medelgrön paprika, tärnad

1 burk (2-1/4 uns) färdigskurna oliver

1 låda (15 uns) pizzasås

Vägbeskrivning:

1. Värm spisen till 350°. På en smord bakplåt, forma ut degen till en 15 x 10 tums form. fyrkantig form. I en liten skål, konsolidera äggulor, cheddarparmesan, olja, persilja, oregano, vitlökspulver och peppar. Borsta blandningen.

2. Strö över pepperoni, cheddarmozzarella, svamp, paprikaringar, grönpeppar och oliver. Flytta upp, jam move style, börja med en långsida; tryck på vecket för att försegla och vik ytorna under.

3. Placera delen med vikningen nedåt; pensla med äggvita.

Försök att inte låta den stiga. Grädda tills blank mörk färg och blandningen är genomstekt, 35-40 minuter. Värm pizzasås igen; närvarande med skuren del.

4. Frys in val: Frys in en portion kyld oskivad pizza i folie utan att kompromissa. För att använda, ta bort från kylaren 30 minuter före återuppvärmning. Extrudera i sidled och värm upp portionen på en smord stekpanna i en förvärmd 325° grill tills den är genomvärmd. Fyll i som koordinerat.

Kryddig broccoli, blomkål och tofu med rödlök

Portioner: 2

Tillagningstid: 25 minuter

Ingredienser:

2 dl broccolibuktor

2 dl blomkålsbuketter

1 medelstor rödlök, tärnad

3 matskedar extra virgin olivolja

1 tesked salt

¼ tesked nymalen svartpeppar

1 pund fast tofu, skuren i 1-tums tärningar

1 vitlöksklyfta, finhackad

1 bit (¼ tum) färsk ingefära, malet

Vägbeskrivning:

1. Värm ugnen till 400°F.

2. Kombinera broccoli, blomkål, lök, olja, salt och peppar på en stor kantad bakplåt och blanda väl.

3. Rosta tills grönsakerna har mjuknat, 10 till 15 minuter.

4. Tillsätt tofu, vitlök och ingefära. Rosta inom 10 minuter.

5. Blanda försiktigt ingredienserna på plåten för att kombinera tofun med grönsakerna och servera.

Näringsdeklaration:Kalorier 210 Totalt fett: 15g Totalt kolhydrater: 11g Socker: 4g Fiber: 4g Protein: 12g Natrium: 626mg

Portioner av bönor och lax i pannan: 4

Tillagningstid: 25 minuter

Ingredienser:

1 kopp konserverade svarta bönor, avrunna och sköljda 4 vitlöksklyftor, hackade

1 gul lök, hackad

2 matskedar olivolja

4 laxfiléer, benfria

½ tsk koriander, mald

1 tsk gurkmejapulver

2 tomater, tärnade

½ dl kycklingbuljong

En nypa salt och svartpeppar

½ tesked spiskummin

1 msk gräslök, hackad

Vägbeskrivning:

1. Hetta upp en stekpanna med oljan på medelvärme, tillsätt lök och vitlök och fräs i 5 minuter.

2. Lägg i fisken och stek i 2 minuter på varje sida.

3. Tillsätt bönorna och övriga ingredienser, blanda försiktigt och koka i ytterligare 10 minuter.

4. Fördela blandningen mellan tallrikar och servera direkt till lunch.

Näringsdeklaration:kalorier 219, fett 8, fibrer 8, kolhydrater 12, protein 8

Portioner morotssoppa: 4

Tillagningstid: 40 minuter

Ingredienser:

1 dl butternut squash, hackad

1 msk. Olivolja

1 msk. Gurkmeja

14 ½ oz. Kokosmjölk, lätt

3 dl morötter, hackade

1 purjolök, sköljd och skivad

1 msk. Ingefära, riven

3 dl grönsaksbuljong

1 dl fänkål, hackad

Salt & Peppar, efter smak

2 vitlöksklyftor, hackade

Vägbeskrivning:

1. Börja med att värma en holländsk ugn på medelhög värme.

2. Skeda i oljan och tillsätt sedan fänkål, squash, morötter och purjolök. Blanda väl.

3. Fräs den nu i 4-5 minuter eller tills den mjuknar.

4. Tillsätt sedan gurkmeja, ingefära, peppar och vitlök. Koka ytterligare 1 till 2 minuter.

5. Häll sedan i buljongen och kokosmjölken. Blanda väl.

6. Efter det, låt blandningen koka upp och täck grytan.

7. Sjud i 20 minuter.

8. När den är kokt, överför blandningen till en snabbmixer och mixa i 1-2 minuter eller tills du har en slät, krämig soppa.

9. Kontrollera smaksättning och tillsätt mer salt och peppar om det behövs.

Näringsdeklaration:Kalorier: 210,4KcalProtein: 2,11gKolhydrater: 25,64gFett: 10,91g

Hälsosam pastasalladsportioner: 6

Tillagningstid: 10 minuter

Ingredienser:

1 paket glutenfri fusillipasta

1 kopp druvtomater, skivade

1 näve färsk koriander, hackad

1 dl oliver, halverade

1 dl färsk basilika, hackad

½ kopp olivolja

Havssalt efter smak

Vägbeskrivning:

1. Vispa ihop olivolja, hackad basilika, koriander och havssalt.

Lägg åtsidan.

2. Koka pasta enligt anvisningarna på förpackningen, låt rinna av och skölj.

3. Blanda pasta med tomater och oliver.

4. Tillsätt olivoljeblandningen och blanda tills det är väl blandat.

Näringsdeklaration:Totalt kolhydrater 66g Kostfiber: 5g Protein: 13g Totalt fett: 23g Kalorier: 525

Kikärtscurryportioner: 4 till 6

Tillagningstid: 25 minuter

Ingredienser:

2 × 15 oz. Kikärter, tvättade, avrunna och kokta 2 msk. Olivolja

1 msk. Gurkmeja

½ av 1 lök, tärnad

1 C. Cayenne, jordad

4 vitlöksklyftor, hackade

2 msk. Chili pulver

15 uns tomatpuré

Svartpeppar, efter behov

2 msk. Tomatpuré

1 C. Cayenne, jordad

½ msk. lönnsirap

½ av 15 oz. burk kokosmjölk

2 msk. Kummin, mald

2 msk. rökt paprika

Vägbeskrivning:

1. Värm en stor stekpanna på medelhög värme. För detta, en sked i oljan.

2. När oljan blivit varm, rör ner löken och koka i 3-4

minuter eller tills det mjuknat.

3. Häll sedan i tomatpuré, lönnsirap, alla kryddor, tomatpuré och vitlök. Blanda väl.

4. Tillsätt sedan de kokta kikärtorna med kokosmjölk, svartpeppar och salt.

5. Rör nu allt väl och låt puttra i 8-10

minuter eller tills det tjocknat.

6. Ringla över limejuice och garnera med koriander, om så önskas.

Näringsdeklaration:Kalorier: 224KcalProtein: 15,2g Kolhydrater: 32,4gFett: 7,5g

Ingredienser för malet kött Stroganoff:

1 lb magert köttfärs

1 liten lök tärnad

1 finhackad vitlöksklyfta

3/4 lb färsk skuren svamp

3 matskedar mjöl

2 dl köttbuljong

salt och peppar efter smak

2 tsk Worcestershiresås

3/4 kopp kryddig grädde

2 msk färsk persilja

Vägbeskrivning:

1. Mal mörkfärgad hamburgare, lök och vitlök (sträva efter att inte dela det) i en form tills inget rosa finns kvar. Djärvt handtag.

2. Inkludera skuren svamp och koka i 2-3 minuter. Tillsätt mjölet och koka gradvis i 1 minut.

3. Tillsätt buljong, Worcestershiresås, salt och peppar och värm tills det kokar. Sänk värmen och låt sjuda på låg värme i 10 minuter.

Koka äggnudlar enligt anvisningarna på paketets rubriker.

4. Ta bort köttblandningen från värmen, rör ner den varma grädden och persiljan.

5. Servera över äggnudlar.

Portioner av revbensspjäll i sås: 4

Tillagningstid: 65 minuter

Ingredienser:

2 pund. bit nötrevben

1 ½ tsk olivolja

1 ½ msk sojasås

1 msk Worcestershiresås

1 matsked stevia

1 ¼ kopp hackad lök.

1 tsk finhackad vitlök

1/2 kopp rött vin

⅓ kopp ketchup, osötad

Salt och svartpeppar efter smak

Vägbeskrivning:

1. Skär revbenen i 3 segment och gnid in dem med svartpeppar och salt.

2. Tillsätt olja i Instant Pot och tryck på Sauté.

3. Lägg revbenen i oljan och stek i 5 minuter på varje sida.

4. Tillsätt lök och fräs i 4 minuter.

5. Rör ner vitlöken och koka i 1 minut.

6. Vispa resterande ingredienser i en skål och häll över revbenen.

7. Sätt på trycklocket och koka i 55 minuter i manuellt läge vid högt tryck.

8. När du är klar, släpp trycket naturligt och ta sedan av locket.

9. Servera varm.

Näringsdeklaration:Kalorier 555, kolhydrater 12,8 g, protein 66,7 g, fett 22,3 g, fiber 0,9 g

Portioner av glutenfri kyckling nudelsoppa: 4

Tillagningstid: 25 minuter

Ingredienser:

¼ kopp extra virgin olivolja

3 stjälkar selleri, skurna i ¼-tums skivor

2 medelstora morötter, skurna i ¼-tums tärningar

1 liten lök, skär i ¼-tums tärningar

1 kvist färsk rosmarin

4 koppar kycklingbuljong

8 uns glutenfri penne

1 tesked salt

¼ tesked nymalen svartpeppar

2 dl tärnad stekt kyckling

¼ kopp finhackad färsk plattbladig persiljaVägbeskrivning:

1. Hetta upp oljan på hög värme i en stor kastrull.

2. Tillsätt selleri, morötter, lök och rosmarin och fräs tills det mjuknat, 5-7 minuter.

3. Tillsätt buljong, penne, salt och peppar och låt koka upp.

4. Låt sjuda och koka tills pennen är mjuk, 8 till 10 minuter.

5. Ta bort och kassera rosmarinkvisten och tillsätt kycklingen och persiljan.

6. Sänk värmen till låg. Koka inom 5 minuter och servera.

Näringsdeklaration:Kalorier 485 Totalt fett: 18g Totalt kolhydrater: 47g Socker: 4g Fiber: 7g Protein: 33g Natrium: 1423mg

Linscurryportioner: 4

Tillagningstid: 40 minuter

Ingredienser:

2 msk. Senapsfrön

1 C. Gurkmeja, mald

1 dl linser, blötlagda

2 msk. Kummin frön

1 tomat, stor och hackad

1 gul lök, tunt skivad

4 koppar vatten

Havssalt, efter behov

2 morötter, skurna i halvmånar

3 nävar spenatblad, rivna

1 C. Ingefära, malet

½ tsk. Chili pulver

2 msk. kokosolja

Vägbeskrivning:

1. Lägg först mungbönorna och vattnet i en djup kastrull på medelhög värme.

2. Koka nu upp bönblandningen och låt puttra.

3. Sjud i 20-30 minuter eller tills mungbönorna är mjuka.

4. Värm sedan kokosoljan i en stor kastrull på medelvärme och rör ner senapsfröna och spiskummin.

5. Om senapsfröna spricker, lägg i löken. Fräs löken i 4

minuter eller tills det mjuknat.

6. Skeda i vitlöken och fortsätt fräsa i ytterligare 1 minut.

När det är aromatiskt, tillsätt gurkmeja och chilipulvret.

7. Tillsätt sedan moroten och tomaten. Koka i 6 minuter eller tills den mjuknat.

8. Tillsätt till sist de kokta linserna och rör om väl.

9. Rör ner bladspenat och fräs tills det mjuknat. Ta bort från elden. Servera den varm och njut.

Näringsdeklaration:Kalorier 290Kcal Proteiner: 14g Kolhydrater: 43g Lipider: 8g

Wokade portioner av kyckling och snöärter: 4

Tillagningstid: 10 minuter

Ingredienser:

1 ¼ kopp benfritt, skinnfritt kycklingbröst, tunt skivat 3 matskedar färsk koriander, hackad

2 matskedar vegetabilisk olja

2 msk sesamfrön

1 knippe salladslök, tunt skivad

2 teskedar Sriracha

2 vitlöksklyftor, hackade

2 msk risvinäger

1 paprika, tunt skivad

3 matskedar sojasås

2½ dl snöärtor

Salt att smaka

Nymalen svartpeppar, efter smak

Vägbeskrivning:

1. Hetta upp oljan i en stekpanna på medelvärme. Tillsätt hackad vitlök och salladslök. Koka i en minut och tillsätt sedan 2 ½ koppar snöärtor med paprikan. Koka tills de är mjuka, bara ca 3-4 minuter.

2. Lägg i kycklingen och koka i ca 4-5 minuter, eller tills den är genomstekt.

3. Tillsätt 2 teskedar Sriracha, 2 matskedar sesamfrön, 3 matskedar sojasås och 2 matskedar risvinäger. Blanda ihop allt tills det är väl blandat. Sjud i 2-3 minuter på låg värme.

4. Tillsätt 3 matskedar hackad koriander och blanda väl. Överför och strö över ytterligare sesamfrön och koriander, om det behövs. Njut av!

Näringsdeklaration:228 kalorier 11g fett 11g totalt kolhydrater 20g protein

Saftig broccolini med ansjovis och mandel Portioner: 6

Tillagningstid: 10 minuter

Ingredienser:

2 broccolinibuketter, putsade

1 msk extra virgin olivolja

1 lång färsk röd chili, kärnad, finhackad 2 vitlöksklyftor, tunt skivad

¼ kopp naturlig mandel, grovt hackad

2 tsk finrivet citronskal

En skvätt citronsaft, färsk

4 ansjovis i olja, hackad

Vägbeskrivning:

1. Värm olja tills den är varm i en stor kastrull. Tillsätt den avrunna ansjovisen, vitlöken, chilin och citronskalet. Koka tills det är aromatiskt, i 30

sekunder, rör om ofta. Tillsätt mandeln och fortsätt koka i ytterligare en minut, rör om ofta. Ta av från värmen och tillsätt en klick färsk citronsaft.

2. Lägg sedan broccolin i en ångkorg placerad över en kastrull med sjudande vatten. Täck över och koka tills de är mjuka, 2

3 minuter bort. Låt rinna av väl och överför sedan till ett stort serveringsfat. Garnera med mandelblandningen. Njut av.

Näringsdeklaration:kcal 350 Fett: 7 g Fiber: 3 g Protein: 6 g

Portioner av shiitake och spenatbiffar: 8

Tillagningstid: 15 minuter

Ingredienser:

1 ½ dl shiitakesvamp, hackad

1 ½ dl spenat, hackad

3 vitlöksklyftor, hackade

2 lökar, hackade

4 msk. olivolja

1 ägg

1 ½ dl quinoa, kokt

1 ½ tsk. italiensk smaksättning

1/3 kopp rostade solrosfrön, malda

1/3 kopp pecorinoost, riven

Vägbeskrivning:

1. Hetta upp olivoljan i en kastrull. När den är varm, fräs shiitakesvampen i 3 minuter eller tills den är lätt genomstekt.

Tillsätt vitlök och lök. Fräs i 2 minuter eller tills den doftar och är genomskinlig. Lägg åtsidan.

2. Värm resten av olivoljan i samma panna. Tillsätt spenat. Sänk värmen, låt sjuda i 1 minut, låt rinna av och överför till ett durkslag.

3. Hacka spenaten fint och lägg i svampblandningen. Tillsätt ägget i spenatblandningen. Rör i kokt quinoa – krydda med italiensk krydda och rör sedan om tills det är väl blandat. Strö över solrosfrön och ost.

4. Dela spenatblandningen i biffar—Koka biffarna inom 5 minuter eller tills den är fast och gyllene. Servera med hamburgerbulle.

Näringsdeklaration: Kalorier 43 Kolhydrater: 9g Fett: 0g Protein: 3g

Broccoli blomkålssallad Portioner: 6

Tillagningstid: 20 minuter

Ingredienser:

mot. Svartpeppar, mald

3 dl blomkålsbuketter

1 msk. Vinägern

1 C. Min kära

8 dl grönkål, hackad

3 dl broccolibuktor

4 msk. extra virgin olivolja

½ tsk. Salt

1 ½ tsk. Dijon senap

1 C. Min kära

½ kopp körsbär, torkade

1/3 kopp pekannötter, hackade

1 kopp Manchego ost, riven

Vägbeskrivning:

1. Värm ugnen till 450°F och placera en bakplåt på mitten av gallret.

2. Lägg därefter blomkåls- och broccolibuktorerna i en stor skål.

3. Till detta tillsätt hälften av saltet, två matskedar olja och peppar. Blanda väl.

4. Överför nu blandningen till den förvärmda grillen och grädda i 12 minuter, vänd en gång emellan.

5. När den blivit mjuk och gyllene tar du ut den från ugnen och låter den svalna helt.

6. Blanda under tiden de återstående två matskedarna olja, vinäger, honung, senap och salt i en annan skål.

7. Pensla den här blandningen över grönkålsbladen, skicka meddelanden till bladen med händerna. Ställ den åt sidan i 3-5 minuter.

8. Tillsätt slutligen de rostade grönsakerna, osten, körsbären och pekannötterna till broccoli- och blomkålssalladen.

Näringsdeklaration:Kalorier: 259KcalProtein: 8,4g Kolhydrater: 23,2gFett: 16,3g

Kycklingsallad med kinesisk twist

Portioner: 3

Tillagningstid: 25 minuter

Ingredienser:

1 medelstor grön lök (tunt skivad)

2 benfria kycklingbröst

2 matskedar sojasås

¼ tesked vitpeppar

1 msk sesamolja

4 dl romainesallat (hackad)

1 dl kål (riven)

Skär morötter i små tärningar

¼ kopp strimlad mandel

¼ kopp nudlar (endast servering)

För att förbereda den kinesiska dressingen:

1 finhackad vitlöksklyfta

1 tsk sojasås

1 msk sesamolja

2 msk risvinäger

1 matsked socker

Vägbeskrivning:

1. Förbered den kinesiska dressingen genom att vispa ihop alla ingredienser i en skål.

2. Marinera kycklingbrösten i en skål med vitlök, olivolja, soja och vitpeppar i 20 minuter.

3. Sätt in bakformen i den förvärmda ugnen (vid 225C).

4. Lägg kycklingbrösten i ugnsformen och tillaga i ugnen i nästan 20 minuter.

5. För att montera salladen, kombinera romansallad, kål, morötter och salladslök.

6. För att servera, lägg en bit kyckling på ett fat och en sallad ovanpå. Ringla lite vinägrett över den med nudlarna.

Näringsdeklaration:Kalorier 130 Kolhydrater: 10g Fett: 6g Protein: 10g

Portioner av paprika fyllda med amaranth och quinoa: 4

Tillagningstid: 1 timme och 10 minuter

Ingredienser:

2 matskedar amaranth

1 medelstor zucchini, putsad, riven

2 vinmogna tomater, tärnade

2/3 kopp (ca 135 g) quinoa

1 lök, medelstor, finhackad

2 pressade vitlöksklyftor

1 tsk malen spiskummin

2 msk lättrostade solrosfrön 75 g färsk ricotta

2 msk vinbär

4 paprikor, stora, halverade på längden och kärnade 2 msk plattbladig persilja, grovt hackadVägbeskrivning:

1. Klä en bakplåt, helst en stor, med bakplåtspapper (non-stick) och förvärm sedan ugnen till 350 F i förväg. Fyll en medelstor kastrull

med cirka en halv liter vatten och tillsätt sedan amaranth och quinoa; koka upp på måttlig värme. När det är klart, sänk värmen till låg; täck och låt sjuda tills kornen blir al dente och vattnet absorberats, i 12 till 15

minuter. Ta av från värmen och ställ åt sidan.

2. Klä under tiden en stor stekpanna lätt med olja och värm på medelvärme. När den är varm, tillsätt löken med zucchinin och koka tills den mjuknat, några minuter, rör om ofta. Tillsätt spiskummin och vitlök; koka en minut. Ta bort från värmen och låt svalna.

3. Lägg kornen, lökblandningen, solrosfrön, vinbär, persilja, ricotta och tomat i en mixerskål, gärna en stor; blanda ingredienserna väl tills de är väl blandade – krydda med peppar och salt efter smak.

4. Fyll paprikorna med den förberedda quinoablandningen och arrangera på en bricka, täck plåten med folie. Grädda i 17 till 20

minuter. Ta bort folien och grädda tills fyllningen är gyllenbrun och grönsakerna är mjuka, 15 till 20 minuter längre.

Näringsdeklaration:kcal 200 Fett: 8,5 g Fiber: 8 g Protein: 15 g

Oststekt knaprig fiskfilé Portioner: 4

Tillagningstid: 10 minuter

Ingredienser:

kopp fullkornsbrödsmulor

kopp parmesanost, riven

¼ tsk havssalt ¼ tsk mald peppar

1 msk. 4 tilapiafiléer i olivolja

Vägbeskrivning:

1. Värm ugnen till 375°F.

2. Kombinera ströbröd, parmesan, salt, peppar och olivolja i en mixerskål.

3. Blanda väl tills det är väl blandat.

4. Bestryk filéerna med blandningen och lägg var och en på en lätt sprayad bakplåt.

5. Sätt in plåten i ugnen.

6. Grädda i 10 minuter tills filéerna är kokta och bruna.

Näringsdeklaration:Kalorier: 255 Fett: 7g Protein: 15,9g Kolhydrat: 34g Fiber: 2,6g

Proteinbönor & gröna fyllda skal

Ingredienser:

Riktigt salt eller havssalt

Olivolja

12 uns snäckskal i paketstorlek (cirka 40) 1 lb stelnad delad spenat

2 till 3 vitlöksklyftor, skalade och delade

15 till 16 oz. ricotta cheddar (helst hel/helmjölk) 2 ägg

1 burk vita bönor (t.ex. cannellini), silade och sköljda

½ C grön pesto, specialtillverkad eller köpt lokalt Malen svartpeppar

3 T (eller mer) marinarasås

Mald parmesan eller pecorino cheddar (valfritt)Vägbeskrivning:

1. Värm minst 5 liter vatten till kokning i en stor kastrull (eller arbeta ihop till två mindre klumpar). Inkludera en matsked salt, en nypa olivolja och skalen. Koka i cirka 9 minuter (eller tills de är extremt fortfarande ganska fast), rör om sporadiskt för att hålla skalen isolerade. Kanalisera skalen ömt genom ett durkslag eller ta

bort dem från vattnet med en öppen sked. Tvätta av snabbt i kallt vatten. Klä en kantad bakplåt med hushållsfilm. När skalen är tillräckligt svala för att bearbeta, separera dem för hand, dränera överflödigt vatten och öppna öppningen i ett enda lager på foliebehållaren.

2. Ta med några liter vatten (eller använd resten av pastavattnet, ifall du inte har tappat av det) i en bubbla i en liknande gryta. Inkludera den stelnade spenaten och koka i tre minuter på hög värme tills den är mjuk. Klä durkslaget med blöta hushållspapper ifall öppningarna är stora, rör sedan spenaten igenom. Lägg ett durkslag över en skål för att sila mer när du börjar fylla.

3. Lägg bara vitlöken i en matberedare och kör tills den är finhackad och fastnar på sidorna. Skrapa ner sidorna av skålen, vid denna tidpunkt inkluderar ricotta, ägg, bönor, pesto, 1½ teskedar salt och några möda peppar (en kraftig kläm). Pressa spenaten i handen för att tömma det cirkulerande vattnet ordentligt och lägg sedan till andra fixeringar i matberedaren. Kör tills nästan slät, med några små bitar av spenat fortfarande märkbara. Jag lutar mot att inte smaka efter att ha tillsatt det råa ägget, men om du tycker att dess grundsmak är lite och ändra aromen efter smak.

4. Värm grillen till 350 (F) och duscha eller olja försiktigt en 9 x 13"

stekpanna, plus en annan mindre gulaschform (ca 8-10 av skalen får inte plats i 9x13). För att fylla skalen, ta varje skal i tur och ordning, håll det öppet med tummen och pekfingret på din icke-dominanta hand. Skopa ur 3-4 matskedar genom att ladda med den andra handen och skrapa ner i skalet. De flesta av dem kommer inte att se bra ut, vilket är bra! Placera de fyllda skalen bredvid varandra i den förberedda behållaren. Häll såsen över skalen, lämna omisskännliga bitar av grön garnering. Sprid ut behållaren i sidled och förbered i 30 minuter. Öka värmen till 375 (F), strö skalen med lite mald parmesanost (om du använder) och värmen avslöjas för ytterligare 5

till 10 minuter tills cheddarosten har lösts upp och den rikliga fukten avtar.

5. Låt svalna 5-10 minuter, servera sedan för sig eller med en fräsch tallrik med blandat grönt efteråt!

Asiatisk nudelsallad:

8 ounce längder lätta fullkornspastanudlar - t.ex. spaghetti (använd sobanudlar för att göra glutenfria nudlar) 24 ounce Mann's Broccoli Cole Slaw - 2 x 12 ounce påsar 4 ounce malda morötter

1/4 kopp extra virgin olivolja

1/4 kopp risvinäger

3 msk nektar - använd lätt agavenektar för att göra en grönsaksälskare

3 matskedar slät pålägg

2 msk sojasås med låg natriumhalt - glutenfri vid behov 1 msk Sriracha pepparsås - eller chili vitlökssås, plus extra efter smak

1 msk finhackad färsk ingefära

2 tsk finhackad vitlök - ca 4 klyftor 3/4 dl rostade osaltade jordnötter - vanligtvis hackade 3/4 dl färsk koriander - finhackad

Vägbeskrivning:

1. Värm en stor kastrull med saltat vatten till kokning. Koka nudlarna tills de fortfarande är lite fasta, enligt paketets rubriker. Kanalisera och skölj snabbt med kallt vatten för att evakuera

överflöd av stärkelse och stoppa tillagningen, passera vid denna tidpunkt i en stor serveringsskål. Inkludera broccoli coleslaw och morötter.

2. Medan pastan kokar, vispa ihop olivolja, risvinäger, nektar, nötpålägg, sojasås, Sriarcha, ingefära och vitlök. Häll över nudelblandningen och rör om för att konsolidera. Inkludera jordnötter och koriander och släng igen. Servera kyld eller i rumstemperatur med ytterligare valfri Srirachasås.

3. Anmärkningar om formeln

4. Asiatisk nudelsallad kan serveras kall eller rumstemperatur.

Magasinet ligger i kylen i en vattentät och lufttät hållare i upp till 3 dagar.

Portioner av lax och gröna bönor: 4

Tillagningstid: 26 minuter

Ingredienser:

2 matskedar olivolja

1 gul lök, hackad

4 laxfiléer, benfria

1 dl gröna bönor, putsade och halverade

2 vitlöksklyftor, hackade

½ dl kycklingbuljong

1 tsk chilipulver

1 tsk söt paprika

En nypa salt och svartpeppar

1 msk koriander, hackad

Vägbeskrivning:

1. Hetta upp en stekpanna med oljan på medelvärme, tillsätt löken, rör om och fräs i 2 minuter.

2. Lägg i fisken och stek i 2 minuter på varje sida.

3. Tillsätt återstående ingredienser, blanda försiktigt och grädda vid 360 grader F i 20 minuter.

4. Dela allt mellan tallrikar och servera till lunch.

Näringsdeklaration:kalorier 322, fett 18,3, fiber 2, kolhydrater 5,8, protein 35,7

Ingredienser för ostfylld kyckling

2 salladslökar (lite hackad)

2 fröade jalapeños (löst skurna)

1/4 tsk. koriander

1 C. lime krydda

4 oz. Cheddar Monterey Jack (grovmalen) 4 små benfria kycklingbröst utan skinn

3 msk. olivolja

Salt

Peppar

3 msk. limejuice

2 paprika (finhackad)

1/2 liten rödlök (lite hackad)

5 kap. riven romansallat

Vägbeskrivning:

1. Värm grillen till 450°F. I en skål, konsolidera salladslöken och fröade jalapeños, 1/4 kopp koriander (hackad) och limeberedningen, tillsätt sedan Monterey Jack cheddar.

2. Toppa bladet i den tjockaste biten av vart och ett av de benfria, skinnfria kycklingbrösten och flytta fram och tillbaka för att skapa en 2 1/2 tums ficka så bred som möjligt utan att testa. Fyll kycklingen med cheddarblandningen.

3. Värm 2 matskedar olivolja i en stor stekpanna på medelvärme.

Krydda kycklingen med salt och peppar och koka tills den är mörkare på ena sidan, 3 till 4 minuter. Vänd kycklingen och grilla tills den är genomstekt, 10 till 12 minuter.

4. Under tiden, i en stor skål, vispa ihop limejuice, 1

matsked olivolja och 1/2 tsk salt. Inkludera paprika och rödlök och låt stå i 10 minuter, rör om sporadiskt. Tillsätt romansallat och 1 dl ny koriander. Presentera med kyckling och limeklyftor.

Ruccola med Gorgonzola Vinaigrette Portioner: 4

Tillagningstid: 0 minuter

Ingredienser:

1 knippe ruccola, rengjord

1 päron, tunt skivat

1 msk färsk citronsaft

1 vitlöksklyfta, krossad

1/3 kopp Gorgonzola ost, smulad

1/4 kopp grönsaksbuljong, reducerad i natrium

Nymalen peppar

4 tsk olivolja

1 msk cidervinäger

Vägbeskrivning:

1. Lägg päronskivorna och citronsaften i en skål. Blanda till beläggning.

Lägg upp päronskivorna, samt ruccolan, på en tallrik.

2. I en skål, kombinera vinäger, olja, ost, buljong, peppar och vitlök. Låt stå i 5 minuter, ta bort vitlöken. Tillsätt vinägretten och servera sedan.

Näringsdeklaration:Kalorier 145 Kolhydrater: 23g Fett: 4g Protein: 6g

Portioner kålsoppa: 6

Tillagningstid: 35 minuter

Ingredienser:

1 gul lök, hackad

1 grönkålshuvud, riven

2 matskedar olivolja

5 dl grönsaksbuljong

1 morot, skalad och riven

En nypa salt och svartpeppar

1 msk koriander, hackad

2 tsk timjan, hackad

½ tsk rökt paprika

½ tsk varm paprika

1 msk citronsaft

Portioner av blomkålsris: 4

Tillagningstid: 10 minuter

Ingredienser:

¼ kopp matolja

1 msk. kokosolja

1 msk. kokossocker

4 dl blomkål, delad i buketter ½ tsk. Salt

Vägbeskrivning:

1. Kör först blomkålen genom en matberedare och mixa i 1-2 minuter.

2. Hetta upp oljan i en stor stekpanna på medelvärme, tillsätt sedan blomkålsriset, kokossockret och saltet i stekpannan.

3. Blanda väl och koka i 4-5 minuter eller tills blomkålen är lite mjuk.

4. Häll till sist på kokosmjölken och smaka av.

Näringsdeklaration:Kalorier 108Kcal Protein: 27,1g Kolhydrater: 11g Fett: 6g

Portioner av feta frittata och spenat: 4

Tillagningstid: 10 minuter

Ingredienser:

½ liten brun lök

250 g babyspenat

½ kopp fetaost

1 msk vitlökspasta

4 uppvispade ägg

kryddblandning

Salt & Peppar efter smak

1 msk olivolja

Vägbeskrivning:

1. Tillsätt en finhackad lök i oljan och koka den på medelvärme.

2. Tillsätt spenaten i den ljusbruna löken och rör om i 2 min.

3. Tillsätt blandningen av spenat och kall lök i äggen.

4. Tillsätt nu vitlökspasta, salt och peppar och rör om blandningen.

5. Koka denna blandning på låg värme och rör försiktigt äggen.

6. Tillsätt fetaost i äggen och ställ pannan under den redan förvärmda grillen.

7. Koka den nästan 2-3 minuter tills frittatan är gyllenbrun.

8. Servera denna fetafrittata varm eller kall.

Näringsdeklaration:Kalorier 210 Kolhydrater: 5g Fett: 14g Protein: 21g

Elddig kycklingkruka Klistermärke Ingredienser

1 pund mald kyckling

1/2 kopp strimlad vitkål

1 morot, skalad och strimlad

2 vitlöksklyftor, pressade

2 salladslökar, fint hackade

1 matsked sojasås med reducerad natrium

1 msk hoisinsås

1 msk naturligt mald ingefära

2 tsk sesamolja

1/4 tsk mald vitpeppar

36 wonton omslag

2 matskedar vegetabilisk olja

FÖR CHILIOLJESÅSEN:

1/2 kopp vegetabilisk olja

1/4 kopp torkad röd chilipeppar, krossad

2 vitlöksklyftor, hackade

Vägbeskrivning:

1. Värm vegetabilisk olja i en liten kastrull på medelvärme. Rör i krossad paprika och vitlök, rör om då och då, tills oljan når 180 grader F, cirka 8 till 10 minuter; placera på en säker plats.

2. I en stor skål, kombinera kyckling, kål, morot, vitlök, salladslök, sojasås, hoisinsås, ingefära, sesamolja och vitpeppar.

3. För att plocka upp dumplings, placera omslagen på en arbetsyta.

Droppa 1 matsked av kycklingblandningen i brännpunkten på varje omslag. Använd fingret och gnugga kanterna på omslagen med vatten. Rör blandningen över fyllningen för att bilda en halvmåne, tryck på kanterna för att försegla.

4. Värm vegetabilisk olja i en stor stekpanna på medelvärme.

Inkludera burkklistermärken i ett enda lager och koka tills de är blanka och svala, cirka 2-3 minuter på varje sida.

5. Servera snabbt med en het gryta oljesås.

Vitlöksräkor med smulad blomkål: 2

Tillagningstid: 15 minuter

Ingredienser:

För att förbereda räkorna

1 pund räkor

2-3 msk Cajun-krydda

Salt

1 msk smör/ghee

För att förbereda blomkålsfrön

2 matskedar ghee

12 uns blomkål

1 vitlöksklyfta

Salt att smaka

Vägbeskrivning:

1. Koka blomkål och vitlök i 8 dl vatten på medelvärme tills de är mjuka.

2. Mixa den möra blomkålen i matberedaren med ghee. Tillsätt gradvis kokande vatten för att få rätt konsistens.

3. Strö 2 msk cajunkrydda över räkor och marinera.

4. Ta 3 matskedar ghee i en stor stekpanna och koka räkorna på medelvärme.

5. Lägg en stor sked blomkålsgryn i en skål och fyll med stekta räkor.

Näringsdeklaration:Kalorier 107 Kolhydrater: 1g Fett: 3g Protein: 20g

Portioner av broccolitonfisk: 1

Tillagningstid: 10 minuter

Ingredienser:

1 C. extra virgin olivolja

3 oz. Tonfisk i vatten, gärna lätt och stor, avrunnen 1 msk. Nötter, grovt hackade

2 dl broccoli, finhackad

½ tsk. Stark sås

Vägbeskrivning:

1. Börja med att blanda broccolin, kryddan och tonfisken i en stor skål tills det är väl blandat.

2. Mikrovågsugna sedan grönsakerna i ugnen i 3 minuter eller tills de är mjuka

3. Tillsätt sedan nötterna och olivoljan i skålen och blanda väl.

4. Servera och njut.

Näringsdeklaration:Kalorier 259Kcal Protein: 27,1g Kolhydrater: 12,9g Fett: 12,4g

Butternut Squash och Räksoppa Portioner: 4

Tillagningstid: 20 minuter

Ingredienser:

3 matskedar osaltat smör

1 liten rödlök, finhackad

1 vitlöksklyfta, skivad

1 tesked gurkmeja

1 tesked salt

¼ tesked nymalen svartpeppar

3 dl grönsaksbuljong

2 koppar skalad butternut squash, tärnad 1 pund kokta, skalade räkor, tinade vid behov 1 kopp osötad mandelmjölk

¼ kopp strimlad mandel (valfritt)

2 msk finhackad färsk platt bladpersilja 2 tsk rivet eller malet citronskal

Vägbeskrivning:

1. Lös upp smöret på hög värme i en stor kastrull.

2. Tillsätt lök, vitlök, gurkmeja, salt och peppar och fräs tills grönsakerna är mjuka och genomskinliga, 5-7 minuter.

3. Tillsätt buljong och squash och låt koka upp.

4. Sjud inom 5 minuter.

5. Tillsätt räkor och mandelmjölk och koka tills det är varmt, cirka 2 minuter.

6. Strö över mandel (om du använder), persilja och citronskal och servera.

Näringsdeklaration: Kalorier 275 Totalt fett: 12g Totalt kolhydrater: 12g Socker: 3g Fiber: 2g Protein: 30g Natrium: 1665mg

Portioner av läckra bakade kalkonbollar: 6

Tillagningstid: 30 minuter

Ingredienser:

1 pund malen kalkon

½ kopp färsk, vit eller fullkornsbröd ½ kopp parmesanost, nyriven

½ msk. basilika, färsk hackad

½ msk. oregano, nyhackad

1 stort uppvispat ägg

1 msk. persilja, färsk hackad

3 matskedar mjölk eller vatten

En nypa salt och peppar

En nypa nyriven muskotnöt

Vägbeskrivning:

1. Värm ugnen till 350°F.

2. Klä två bakplåtar med bakplåtspapper.

3. Kombinera alla ingredienser i en stor mixerskål.

4. Forma 1-tumsbollar av blandningen och lägg varje boll i ugnsformen.

5. Sätt in pannan i ugnen.

6. Grädda i 30 minuter, eller tills kalkonen är genomstekt och ytorna bruna.

7. Vänd köttbullarna en gång halvvägs genom tillagningen.

Näringsdeklaration:Kalorier: 517 CalGres: 17,2 g Protein: 38,7 g Kolhydrater: 52,7 g Fiber: 1 g

Portioner av lätt musselchowder: 4

Tillagningstid: 15 minuter

Ingredienser:

2 msk osaltat smör

2 medelstora morötter, skurna i ½ tums bitar

2 selleristjälkar, tunt skivade

1 liten rödlök, skuren i ¼-tums tärningar

2 vitlöksklyftor, skivade

2 koppar grönsaksbuljong

1 flaska (8 uns) musseljuice

1 burk 10 oz musslor

½ tsk torkad timjan

½ tesked salt

¼ tesked nymalen svartpeppar

Vägbeskrivning:

1. Lös upp smöret i en stor kastrull på hög värme.

2. Tillsätt morötter, selleri, lök och vitlök och fräs tills det mjuknat något 2-3 minuter.

3. Tillsätt buljong och musseljuice och låt koka upp.

4. Låt sjuda och koka tills morötterna är mjuka, 3 till 5 minuter.

5. Rör ner musslorna och deras juice, timjan, salt och peppar, värm igenom i 2 till 3 minuter och servera.

<u>Näringsdeklaration:</u>Kalorier 156 Totalt fett: 7g Totalt kolhydrater: 7g Socker: 3g Fiber: 1g Protein: 14g Natrium: 981mg

Portioner av ris och kyckling i en gryta: 4

Tillagningstid: 25 minuter

Ingredienser:

1 lb benfritt, skinnfritt frigående kycklingbröst ¼ kopp brunt ris

lb svamp efter eget val, skivad

1 purjolök, hackad

¼ kopp mandel, hackad

1 kopp vatten

1 msk. olivolja

1 kopp gröna bönor

½ kopp äppelcidervinäger

2 msk. mjöl för alla ändamål

1 kopp mjölk, låg fetthalt

¼ kopp parmesanost, nyriven

¼ kopp gräddfil

En nypa havssalt, tillsätt mer om det behövs

mald svartpeppar, efter smak

Vägbeskrivning:

1. Häll det bruna riset i en kastrull. Lägg till vatten. Täck över och låt koka upp. Sänk värmen och låt sjuda i 30 minuter eller tills riset är kokt.

2. Tillsätt under tiden kycklingbröstet i en stekpanna och häll i precis så mycket vatten att det täcker – smaka av med salt. Koka upp blandningen, sänk sedan värmen och låt sjuda i 10 minuter.

3. Strimla kycklingen. Lägg åtsidan.

4. Hetta upp olivoljan. Koka purjolöken tills den är mjuk. Tillsätt svampen.

5. Häll äppelcidervinäger i blandningen. Fräs blandningen tills vinägern har avdunstat. Tillsätt mjöl och mjölk i pannan.

Strö över parmesan och tillsätt gräddfil. Krydda med svartpeppar.

6. Värm ugnen till 350 grader F. Smörj en gryta lätt med olja.

7. Fördela det kokta riset i pannan, sedan den strimlade kycklingen och haricots verts ovanpå. Tillsätt svamp och purjolökssås.

Lägg mandel på den.

8. Grädda inom 20 minuter eller tills de är gyllenbruna. Låt svalna innan servering.

Näringsdeklaration:Kalorier 401 Kolhydrater: 54g Fett: 12g Protein: 20g

Sauterade räkor Jambalaya Portioner: 4

Tillagningstid: 30 minuter

Ingredienser:

10 oz. medelstora räkor, skalade

kopp selleri, hackad ½ kopp lök, hackad

1 msk. olja eller smör ¼ tsk vitlök, hackad

tesked löksalt eller havssalt

kopp tomatsås ½ tesked rökt paprika

½ tsk Worcestershiresås

kopp morötter, hackade

1 dl kycklingkorv, förkokt och tärnad 2 dl linser, blötlagd över natten och förkokt 2 dl okra, hackad

En nypa krossad röd paprika och riven svartpeppar parmesanost till garnering (valfritt)Vägbeskrivning:

1. Fräs räkor, selleri och lök med olja i stekpanna på medelhög värme i fem minuter, eller tills räkorna blir rosa.

2. Tillsätt resten av ingredienserna och fräs i 10

minuter, eller tills grönsakerna är mjuka.

3. För att servera, dela jambalayablandningen jämnt mellan fyra serveringsskålar.

4. Garnera med peppar och ost, om så önskas.

Näringsdeklaration:Kalorier: 529 Fett: 17,6 g Protein: 26,4 g Kolhydrater: 98,4 g Fiber: 32,3 g

Kyckling Chili Portioner: 6

Tillagningstid: 1 timme

Ingredienser:

1 gul lök, hackad

2 matskedar olivolja

2 vitlöksklyftor, hackade

1 pund kycklingbröst, utan skinn, urbenad och tärnad 1 grön paprika, hackad

2 koppar kycklingbuljong

1 msk kakaopulver

2 msk chilipulver

1 tsk rökt paprika

1 kopp konserverade tomater, hackade

1 msk koriander, hackad

En nypa salt och svartpeppar

Vägbeskrivning:

1. Hetta upp en panna med oljan på medelvärme, tillsätt lök och vitlök och fräs i 5 minuter.

2. Lägg i köttet och fräs ytterligare 5 minuter.

3. Tillsätt resten av ingredienserna, blanda, koka på medelvärme i 40 minuter.

4. Dela chilin i skålar och servera till lunch.

<u>Näringsdeklaration:</u>kalorier 300, fett 2, fibrer 10, kolhydrater 15, protein 11

Portioner vitlöks- och linssoppa: 4

Tillagningstid: 15 minuter

Ingredienser:

2 matskedar extra virgin olivolja

2 medelstora morötter, tunt skivade

1 liten vit lök, skuren i ¼-tums tärningar

2 vitlöksklyftor, tunt skivade

1 tsk mald kanel

1 tesked salt

¼ tesked nymalen svartpeppar

3 dl grönsaksbuljong

1 burk (15 ounces) linser, avrunna och sköljda 1 matsked malet eller rivet apelsinskal

¼ kopp hackade valnötter (valfritt)

2 msk finhackad färsk plattbladig persilja<u>Vägbeskrivning:</u>

1. Hetta upp oljan på hög värme i en stor kastrull.

2. Tillsätt morötter, lök och vitlök och fräs tills det mjuknat, 5-7 minuter.

3. Tillsätt kanel, salt och peppar och rör om för att täcka grönsakerna, 1-2 minuter jämnt.

4. Lägg buljongen och koka upp. Låt koka upp, tillsätt sedan linserna och koka i 1 minut.

5. Rör ner apelsinskal och servera, strö över valnötter (om du använder) och persilja.

Näringsdeklaration:Kalorier 201 Totalt fett: 8g Totalt kolhydrater: 22g Socker: 4g Fiber: 8g Protein: 11g Natrium: 1178mg

Zucchini Zucchini och kyckling i en klassisk Santa Fe wokning

Portioner: 2

Tillagningstid: 15 minuter

Ingredienser:

1 msk. olivolja

2 kycklingbröst, skivade

1 lök, liten, tärnad

2 vitlöksklyftor, hackad 1 bit zucchini, tärnade ½ kopp morötter, rivna

1 tsk rökt paprika 1 tsk malen spiskummin

½ tsk chilipulver

2 msk. färsk limejuice

kopp koriander, nyhackad

Brunt ris eller quinoa, precis innan servering

Vägbeskrivning:

1. Stek kycklingen med olivolja i cirka 3 minuter tills kycklingen får färg. Lägg åtsidan.

2. Använd samma wok och tillsätt löken och vitlöken.

3. Koka tills löken är mjuk.

4. Tillsätt morötter och zucchini.

5. Rör om blandningen och fortsätt koka i ungefär en minut.

6. Tillsätt alla kryddor i blandningen och rör om för att koka ytterligare en minut.

7. Lägg tillbaka kycklingen i woken och häll i limesaften.

8. Rör om tills den är genomstekt.

9. För att servera, lägg blandningen över ris eller kokt quinoa och garnera med nyhackad koriander.

Näringsdeklaration: Kalorier: 191 Fett: 5,3 g Protein: 11,9 g Kolhydrater: 26,3 g Fiber: 2,5 g

Tilapia Tacos med en superb Sesam Ginger Slaw

Portioner: 4

Tillagningstid: 5 timmar

Ingredienser:

1 tsk färsk ingefära, riven

Salta och nymalen svartpeppar efter smak 1 tsk stevia

1 matsked sojasås

1 msk olivolja

1 msk citronsaft

1 msk vanlig yoghurt

1½ lb tilapiafiléer

1 kopp coleslaw mix

Vägbeskrivning:

1. Slå på instantgrytan, tillsätt alla ingredienser i den utom tilapiafiléerna och coleslawmixen och rör om tills det är väl blandat.

2. Tillsätt sedan filéerna, rör tills de är väl täckta, stäng med locket, tryck på

"Långsam tillagning"-knappen och koka i 5 timmar, vänd filéerna halvvägs genom tillagningen.

3. När du är klar, överför filéerna till en form och låt svalna helt.

4. För att förbereda måltid, dela coleslawblandningen mellan fyra lufttäta behållare, tillsätt tilapia och ställ i kylen i upp till tre dagar.

5. När du är redo att äta, värm tilapia i mikron tills den är varm och servera sedan med coleslaw.

<u>Näringsdeklaration:</u>Kalorier 278, totalt fett 7,4 g, totalt kolhydrater 18,6 g, protein 35,9 g, socker 1,2 g, fiber 8,2 g, natrium 194 mg

Portioner av linscurrygryta: 4

Tillagningstid: 15 minuter

Ingredienser:

1 msk olivolja

1 lök, hackad

2 vitlöksklyftor, hackade

1 msk ekologisk currykrydda

4 koppar organisk grönsaksbuljong med låg natriumhalt 1 kopp röda linser

2 dl butternut squash, kokt

1 dl grönkål

1 tesked gurkmeja

Havssalt efter smak

Vägbeskrivning:

1. Fräs olivoljan med lök och vitlök i en stor kastrull på medelvärme, tillsätt. Bryn i 3 minuter.

2. Tillsätt ekologisk currykrydda, grönsaksfond och linser och låt koka upp. Koka i 10 minuter.

3. Rör ner kokt butternutsquash och grönkål.

4. Tillsätt gurkmeja och havssalt efter smak.

5. Servera varm.

Näringsdeklaration:Totalt kolhydrater 41g Kostfiber: 13g Protein: 16g Totalt fett: 4g Kalorier: 252

Grönkålscaesarsallad med grillad kycklingwrap: 2

Tillagningstid: 20 minuter

Ingredienser:

6 dl grönkål, skuren i små bitar ½ kokt ägg; kokta

8 uns grillad kyckling, tunt skivad

½ tsk dijonsenap

¾ kopp parmesanost, finriven

malen svartpeppar

kosher salt

1 vitlöksklyfta, finhackad

1 dl körsbärstomater, i fjärdedelar

1/8 kopp citronsaft, färskpressad

2 stora tortillas eller två Lavash-tunnbröd

1 tsk agave eller honung

1/8 kopp olivolja

Vägbeskrivning:

1. Blanda hälften av grytägget med senap, hackad vitlök, honung, olivolja och citronsaft i en stor mixerskål. Vispa tills du får en slät vinägrett. Krydda med peppar och salt efter smak.

2. Tillsätt körsbärstomater, kyckling och grönkål; blanda försiktigt tills det är väl täckt med dressing, tillsätt sedan ¼ kopp parmesan.

3. Fördela tunnbröden och fördela den beredda salladen jämnt på wraperna; strö varje med ca ¼ kopp parmesan.

4. Rulla wraps och skär på mitten. Servera genast och njut.

Näringsdeklaration:kcal 511 Fett: 29 g Fiber: 2,8 g Protein: 50 g

Portioner av spenatbönsallad: 1

Tillagningstid: 5 minuter

Ingredienser:

1 dl färsk spenat

¼ kopp konserverade svarta bönor

½ kopp konserverade kikärter

½ kopp cremini svamp

2 msk ekologisk balsamvinägrett 1 msk olivolja

Vägbeskrivning:

1. Koka creminisvamparna med olivoljan på låg till medelhög värme i 5 minuter, tills de fått lite färg.

2. Montera salladen genom att lägga den färska spenaten på en tallrik och garnera den med bönorna, svampen och balsamvinägretten.

Näringsdeklaration:Totalt kolhydrater 26 g Kostfiber: 8 g Protein: 9 g Totalt fett: 15 g Kalorier: 274

Valnöt och rosmarin crusted lax Portioner: 6

Tillagningstid: 20 minuter

Ingredienser:

1 finhackad vitlöksklyfta

1 msk dijonsenap

¼ matsked citronskal

1 msk citronsaft

1 msk färsk rosmarin

1/2 matsked honung

Olivolja

färsk persilja

3 matskedar hackade valnötter

1 pund skinnfri lax

1 msk krossad färsk röd paprika

Salt peppar

Citronklyftor till garnering

3 msk panko ströbröd

1 msk extra virgin olivolja

Vägbeskrivning:

1. Lägg ut bakplåten i ugnen och förvärm den till 240C.

2. Blanda senapspasta, vitlök, salt, olivolja, honung, citronsaft, krossad röd paprika, rosmarin, pushonung i en skål.

3. Kombinera panko, nötter och olja och bred ut en tunn skiva fisk på plåten. Spraya även olivolja på båda sidor av fisken.

4. Lägg nötblandningen på laxen med senapsblandningen ovanpå.

5. Koka laxen i nästan 12 minuter. Garnera med färsk persilja och citronklyftor och servera varm.

Näringsdeklaration: Kalorier 227 Kolhydrater: 0g Fett: 12g Protein: 29g

Bakad sötpotatis med röd tahinisås Portioner: 4

Tillagningstid: 30 minuter

Ingredienser:

15 uns konserverade kikärter

4 medelstora sötpotatisar

½ matsked olivolja

1 nypa salt

1 msk limejuice

1/2 msk spiskummin, koriander och paprikapulver Till vitlöken och örtsåsen

¼ kopp tahinisås

½ msk limejuice

3 vitlöksklyftor

Salt att smaka

Vägbeskrivning:

1. Värm ugnen till 204°C. Blanda kikärtorna i salt, kryddor och olivolja. Bred ut dem på aluminiumfolien.

2. Pensla sötpotatisklyftor med olja och lägg över marinerade bönor och grädda.

3. Till såsen, blanda allt fixering i en skål. Tillsätt lite vatten i den, men håll den tjock.

4. Ta ut sötpotatisen från ugnen efter 25 minuter.

5. Toppa denna kikärtssallad med bakad sötpotatis med en saftig vitlökssås.

Näringsdeklaration:Kalorier 90 Kolhydrater: 20g Fett: 0g Protein: 2g

Portioner av italiensk sommarsquashsoppa: 4

Tillagningstid: 15 minuter

Ingredienser:

3 matskedar extra virgin olivolja

1 liten rödlök, tunt skivad

1 vitlöksklyfta, finhackad

1 dl riven zucchini

1 dl riven gul squash

½ kopp rivna morötter

3 dl grönsaksbuljong

1 tesked salt

2 msk finhackad färsk basilika

1 msk finhackad färsk gräslök

2 matskedar pinjenötter

Vägbeskrivning:

1. Hetta upp oljan på hög värme i en stor kastrull.

2. Tillsätt lök och vitlök och fräs tills det mjuknat, 5-7 minuter.

3. Tillsätt zucchini, gul squash och morot och fräs tills det mjuknat, 1-2 minuter.

4. Tillsätt buljong och salt och låt koka upp. Sjud i 1-2 minuter.

5. Rör ner basilika och gräslök och servera, strö över pinjenötter.

Näringsdeklaration:Kalorier 172 Totalt fett: 15g Totalt kolhydrater: 6g Socker: 3g Fiber: 2g Protein: 5g Natrium: 1170mg

Portioner av saffran och laxsoppa: 4

Tillagningstid: 20 minuter

Ingredienser:

¼ kopp extra virgin olivolja

2 purjolök, endast vita delar, tunt skivad

2 medelstora morötter, tunt skivade

2 vitlöksklyftor, tunt skivade

4 dl grönsaksbuljong

1 pund skinnfria laxfiléer, skurna i 1-tums bitar 1 tsk salt

¼ tesked nymalen svartpeppar

¼ tesked saffranstrådar

2 dl babyspenat

½ dl torrt vitt vin

2 msk hackad salladslök, vita och gröna delar 2 msk finhackad färsk platt bladpersilja<u>Vägbeskrivning:</u>

1. Hetta upp oljan på hög värme i en stor kastrull.

2. Tillsätt purjolök, morötter och vitlök och fräs tills det mjuknat, 5-7 minuter.

3. Lägg buljongen och koka upp.

4. Låt koka upp och tillsätt lax, salt, peppar och saffran. Koka tills laxen är genomstekt, ca 8 minuter.

5. Tillsätt spenat, vin, salladslök och persilja och koka tills spenaten vissnat, 1-2 minuter, och servera.

Näringsdeklaration:Kalorier 418 Totalt fett: 26g Totalt kolhydrater: 13g Socker: 4g Fiber: 2g Protein: 29g Natrium: 1455mg

Thaismakad sötsur räkor och svampsoppa

Portioner: 6

Tillagningstid: 38 minuter

Ingredienser:

3 matskedar osaltat smör

1 lb räkor, skalade och deveirade

2 tsk finhackad vitlök

1 tum ingefära rot, skalad

1 medelstor lök, tärnad

1 röd thailändsk chili, hackad

1 stjälk citrongräs

½ tsk färsk limeskal

Salta och nymalen svartpeppar, efter smak 5 dl kycklingbuljong

1 msk kokosolja

½ lb cremini-svampar, i fjärdedelar

1 liten grön zucchini

2 msk färsk limejuice

2 matskedar fisksås

¼ knippe färsk thailändsk basilika, hackad

¼ knippe färsk koriander, hackad

Vägbeskrivning:

1. Ta en stor kastrull, ställ den på medelvärme, tillsätt smöret och när det smält, tillsätt räkor, vitlök, ingefära, lök, chilipeppar, citrongräs och limeskal, smaka av med salt och svartpeppar och koka i 3 minuter.

2. Häll i buljong, låt sjuda i 30 minuter och sila sedan av.

3. Ta en stor stekpanna på medelvärme, tillsätt oljan och när den är varm, tillsätt svampen och zucchinin, krydda mer med salt och svartpeppar och koka i 3 minuter.

4. Tillsätt räkblandningen i pannan, låt sjuda i 2 minuter, ringla över limejuice och fisksås och koka i 1 minut.

5. Smaka av för att justera kryddningen, ta sedan kastrullen från värmen, garnera med koriander och basilika och servera.

Näringsdeklaration:Kalorier 223, totalt fett 10,2 g, totalt kolhydrater 8,7 g, protein 23 g, socker 3,6 g, natrium 1128 mg

Ingredienser för soltorkad tomat Orzo:

1 lb benfria, skinnfria kycklingbröst, skurna i 3/4-tums bitar

1 msk + 1 msk olivolja

Salt och mald svartpeppar

2 vitlöksklyftor, hackade

1/4 kopp (8 oz) torr orzopasta

2 3/4 dl kycklingbuljong med låg natriumhalt, mer varierad i detta skede (använd inte vanliga juicer, det blir för salt) 1/3 dl oljefyllda soltorkade tomatbitar av örter (ca 12 delar. Skaka en del rikligt med olja), finhackad i en matberedare

1/2 - 3/4 kopp finstrimlad cheddar parmesanost, efter smak 1/3 kopp krispig hackad basilika

Vägbeskrivning:

1. Hetta upp 1 msk olivolja i en sautépanna på medelhög värme.

2. När kycklingen är glansig, tillsätt kycklingen, krydda försiktigt med salt och peppar och koka tills den blir glansig, ca 3 minuter vid denna tidpunkt, vänd på sidorna upp och ned och koka tills färgen

är blank och genomstekt, ca 3 minuter. Flytta kycklingen till tallriken, täck med folie för att hålla sig varm.

3. Tillsätt 1 tsk olivolja för att fräsa rätten vid det här laget, inkludera vitlöken och fräs i 20 sekunder, eller tills det är något glänsande, häll sedan i kycklingen medan du skrapar kokta bitar från botten av pannan.

4. Värm buljongen till kokpunkten vid denna tidpunkt, inklusive orzo-nudlar, minska värmen till en medelstor stekpanna med lock och låt bubbla försiktigt i 5 minuter vid denna tidpunkt, avslöja, rör om och fortsätt bubbla tills orzon är mjuk, cirka 5 minuter längre, rör om då och då (stressa inte om det fortfarande finns lite juice kvar, det kommer att ge den lite djärvhet).

5. När pastan är kokt, släng ner kycklingen i orzon och ta av från värmen. Inkludera cheddarparmesanen och blanda tills den lösts upp, tillsätt nu de soltorkade tomaterna, basilika och krydda

med peppar (du ska inte behöva något salt utan tillsätt lite ifall du tror att han behöver det).

6. Tillsätt mer juice för att tunna ut när så önskas (när pastan sitter kommer den att absorbera överflöd av vätska och jag njöt av det med lite överflöd, så jag lade till lite mer). Servera varm.

Portioner av svamp- och rödbetssoppa: 4

Tillagningstid: 40 minuter

Ingredienser:

2 matskedar olivolja

1 gul lök, hackad

2 rödbetor, skalade och skurna i stora tärningar

1 pund vita svampar, skivade

2 vitlöksklyftor, hackade

1 matsked tomatpuré

5 dl grönsaksbuljong

1 msk persilja, hackad

Vägbeskrivning:

1. Hetta upp en panna med oljan på medelvärme, tillsätt lök och vitlök och fräs i 5 minuter.

2. Tillsätt svamp, rör om och fräs i ytterligare 5 minuter.

3. Tillsätt rödbetorna och övriga ingredienser, låt koka upp och koka på medelvärme i ytterligare 30 minuter, rör om då och då.

4. Häll upp soppan i skålar och servera.

Näringsdeklaration:kalorier 300, fett 5, fibrer 9, kolhydrater 8, protein 7

Kyckling Parmesan Köttbullar Ingredienser:

2 pund mald kyckling

3/4 kopp glutenfri panko panko ströbröd duger 1/4 kopp finhackad lök

2 msk hackad persilja

2 hackade vitlöksklyftor

sammansättning av 1 liten citron ca 1 tsk 2 ägg

3/4 kopp Pecorino Romano eller förstörd parmesan cheddar 1 tesked äkta salt

1/2 tsk krispig mald svartpeppar

1 liter fem minuters marinarasås

4 till 6 uns mozzarella, skuren i små bitar

Vägbeskrivning:

1. Förvärm spisen till 400 grader, placera gallret i den övre tredjedelen av grillen. I en stor skål, kombinera allt utom marinara och mozzarella. Blanda försiktigt med händerna eller en stor sked. Skopa och forma till små köttbullar och lägg på en folieklädd galler.

Lägg köttbullarna bredvid varandra på tallriken så att de håller ihop. Häll ungefär en halv matsked sås över varje köttbulle. Värm i 15 minuter.

2. Ta ut köttbullarna från spisen och höj grilltemperaturen för att tillagas. Häll ytterligare en halv matsked sås över varje köttbulle och toppa med en liten ruta mozzarella. (Jag skär de ljusa snitten i bitar på cirka 1" kvadrat.) Stek ytterligare 3 minuter tills cheddarn mjuknat och blir glansig. Presentera med ytterligare sås. Njut!

Alla Parmigiana Köttbullar Ingredienser:

Till köttbullarna

1,5 lbs mald hamburgare (80/20)

2 msk krispig persilja, hackad

3/4 kopp mald cheddarparmesan

1/2 kopp mandelmjöl

2 ägg

1 tesked salt

1/4 tsk mald svartpeppar

1/4 tsk vitlökspulver

1 tsk torkade lökdroppar

1/4 tsk torkad oregano

1/2 dl ljummet vatten

Till parmesanen

1 kopp enkel keto marinara sås (eller någon lokalt förvärvad sockerfri marinara)

4 uns cheddarmozzarella

Vägbeskrivning:

1. Kombinera alla köttbullar i en stor skål och blanda väl.

2. Strukturera till femton 2" bollar.

3. Grädda i 350 grader (F) i 20 minuter ELLER stek i en stor stekpanna på medelvärme tills de är genomstekta. Esstips – prova att steka i baconolja om du har det – detta inkluderar en annan grad av smak. Fricasseeing producerar den lysande mörka färgnyansen som syns på fotografierna ovan.

4. För Parmigiana:

5. Lägg de kokta köttbullarna i en ugnsform.

6. Skeda ca 1 msk sås över varje köttbulle.

7. Bred varje med cirka 1/4 oz cheddarmozzarella.

8. Grädda i 350 grader (F) i 20 minuter (40 minuter om köttbullarna har stelnat) eller tills den är genomvärmd och cheddarosten är glansig.

9. Pynta med ny persilja när så önskas.

Tallrik med kalkonbröst med gyllene grönsaker

Portioner: 4

Tillagningstid: 45 minuter

Ingredienser:

2 msk osaltat smör, i rumstemperatur 1 medelstor ekollonpumpa, kärnad och tunt skivad 2 stora guldbetor, skalade och tunt skivade ½ medelstor gul lök, tunt skivad

½ benfritt kalkonbröst med skinn (1 till 2 pund) 2 matskedar honung

1 tesked salt

1 tesked gurkmeja

¼ tesked nymalen svartpeppar

1 dl kycklingbuljong eller grönsaksbuljong

Vägbeskrivning:

1. Värm ugnen till 400°F. Smörj bakplåten med smöret.

2. Lägg squash, rödbetor och lök i ett enda lager på bakplåten. Lägg kalkonen med skinnsidan uppåt. Ringla över honung.

Smaka av med salt, gurkmeja och peppar och tillsätt buljongen.

3. Rosta tills kalkonen når 165°F i mitten med en omedelbar avläsningstermometer, 35 till 45 minuter. Ta bort och låt stå i 5 minuter.

4. Skiva och servera.

Näringsdeklaration:Kalorier 383 Totalt fett: 15g Totalt kolhydrater: 25g Socker: 13g Fiber: 3g Protein: 37g Natrium: 748mg

Grön curry med kokos och kokt ris Portioner: 8

Tillagningstid: 20 minuter

Ingredienser:

2 matskedar olivolja

12 uns tofu

2 medelstora sötpotatisar (tärnade)

Salt att smaka

314 uns kokosmjölk

4 matskedar grön currypasta

3 dl broccolibuktor

Vägbeskrivning:

1. Ta bort överflödigt vatten från tofun och stek på medelvärme. Salta och stek i 12 minuter.

2. Koka kokosmjölken, grön currypasta och sötpotatis på medelvärme och låt sjuda i 5 minuter.

3. Tillsätt nu broccoli och tofu och koka i nästan 5 minuter tills färgen på broccolin ändras.

4. Servera denna kokos och grön curry med en näve kokt ris och mycket russin på.

Näringsdeklaration:Kalorier 170 Kolhydrater: 34g Fett: 2g Protein: 3g

www.ingramcontent.com/pod-product-compliance
Lightning Source LLC
Chambersburg PA
CBHW071237080526
44587CB00013BA/1652